# 肛门失禁
## ——临床管理与手术技术

Anal Incontinence:
Clinical Management and Surgical Techniques

主 编　（意）卢多维科·多西莫（Ludovico Docimo）

　　　　（意）路易吉·布鲁西亚诺（Luigi Brusciano）

主 译　崔　巍

北方联合出版传媒（集团）股份有限公司
辽宁科学技术出版社

First published in English under the title
Anal Incontinence: Clinical Management and Surgical Techniques
edited by Ludovico Docimo and Luigi Brusciano
Copyright © Ludovico Docimo and Luigi Brusciano, 2023
This edition has been translated and published under licence from
Springer Nature Switzerland AG.

©2024，辽宁科学技术出版社。
著作权合同登记号：第06-2023-235号。

图书在版编目（CIP）数据

肛门失禁：临床管理与手术技术 /（意）卢多维科·多西莫,
（意）路易吉·布鲁西亚诺主编；崔巍主译. -- 沈阳：辽宁科学技术
出版社, 2024. 9. -- ISBN 978-7 -5591-3737-1

Ⅰ. R657.1

中国国家版本馆CIP数据核字第2024T5A661号

出版发行：辽宁科学技术出版社
　　　　　（地址：沈阳市和平区十一纬路25号　邮编：110003）
印 刷 者：捷鹰印刷（天津）有限公司
经 销 者：各地新华书店
幅面尺寸：210mm×285mm
印　　张：13
字　　数：330千字
出版时间：2024 年 9 月第 1 版
印刷时间：2024 年 9 月第 1 次印刷
责任编辑：吴兰兰　赫　昊
封面设计：顾　娜
版式设计：郭芷夷
责任校对：赵淑新　刘　庶

书　　号：ISBN 978-7-5591-3737-1
定　　价：158.00元

投稿热线：024-23284363
邮购热线：024-23280336
E-mail:lnkj_hehao@163.com
http://www.lnkj.com.cn

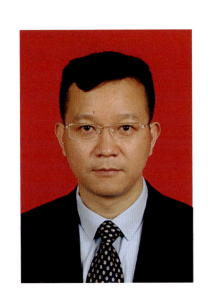

**主译简介**

崔巍，男，1970年出生，宁波市医疗中心李惠利医院（宁波大学附属李惠利医院）结直肠外科主任，主任医师，硕士研究生导师。宁波市医学会肛肠外科分会主任委员，浙江省医师协会结直肠肿瘤专业委员会副主任委员，浙江省医师协会肛肠外科分会常务委员，浙江省抗癌协会大肠癌专业委员会常务委员。长期从事结直肠肿瘤、肛门失禁、盆底疾病及肛周常见疾病的诊治。

## 主编简介

Ludovico Docimo

Division of General, Mini-invasive

Oncological, and Bariatric Surgery

University of Campania Luigi Vanvitelli

Naples, Italy

Luigi Brusciano

Division of General, Mini-invasive

Oncological, and Bariatric Surgery

University of Campania Luigi Vanvitelli

Naples, Italy

## 主　译

崔　巍

## 译　者（以正文章节先后为序）

汪闻夕　严志瑜　王　瑜　鲁　俊　邓　科　王　犨

沈　杰　赵逸斌　杨政道　崔　巍　周红意　李　琪

马晨阳　陈旭东　杨少辉　黄　伟　朱琪琪　周　涛

王佳南　林伟洋　林　希　杨　沔　程晋坤　张明元

徐怡楠　俞甲子　沈雷斌　彭　涛　周　波

# 译者序

　　肛门失禁是严重影响患者生活质量的疾病，为该病提供全面、正确的诊治的意义在肛肠外科领域又长期被低估。目前在国内，自然分娩产伤、不合理肛瘘手术、低位直肠癌Dixon手术、老年人神经及肌肉功能退化是肛门失禁的主要原因。由于肛门失禁病因的多源性以及发病机制的复杂性，其治疗成为结直肠肛门外科的一个难题。《肛门失禁——临床管理与手术技术》一书深入研究了肛门失禁的病理、生理等各个方面的问题，以及外科医生在预防和治疗这种复杂疾病中的作用，特别是在治疗决策上展示了多个学科方面的进展，并配以大量精美的图片使专业的内容变得非常生动。该书还对肛门失禁的护理、饮食、卫生经济学等方面做了详细的阐述，是一本非常全面的关于肛门失禁诊治的优秀著作。鉴于此，宁波市医疗中心李惠利医院（宁波大学附属李惠利医院）结直肠外科的诸位同道合力完成该书的翻译，希望能为国内同行在肛门失禁的诊治上提供参考及指南，由于经验及水平所限，译著中有很多不足之处，还请各位读者批评指正！

　　最后，衷心感谢所有为这本译著付出心血的人——译者、出版社以及所有提供帮助和支持的人。正是有了你们的辛勤劳动和奉献精神，这本书才得以问世。我也要感谢所有的读者，是你们的关注和支持，让我们在迈出第一步后还有继续前行的动力。

崔　巍

2024年2月

# 序言

　　肛门失禁虽然是一种良性疾病，但却严重影响患者的生活质量。与此相关的社会羞耻感也导致其患病率被低估。如今，仍有很多患者倾向于避免就医，甚至不愿谈及这一病症，这就是为什么人们认为肛门失禁患者比已知的更为多见。

　　大便的稠度、直肠作为储便器的容纳程度、括约肌结构以及会阴部解剖区域的神经支配都与排便过程有关。这本书从解剖细节到最近的病理、生理学发现和营养概况等角度描述了肛门失禁的多个方面。书中重点介绍了创新的技术诊断工具，如利用肛内超声对整个括约肌复合体进行三维重建，或利用高分辨率测压法对括约肌力进行详细评估。此外，还介绍了外科手术，从每个手术室最常见的手术到专为高度专业化中心保留的更复杂的手术方法，同时也未忽略最新的手术选择，如通过耻骨交叉皮瓣进行括约肌成形术。

　　此外，还详细讨论了几种营养和康复方法。会阴本身与横膈膜、椎体和腹壁之间复杂的相互作用导致了被称为"假想立方体"的微妙平衡，其功能完整性在排便过程中至关重要。这也部分解释了为什么对括约肌结构完整性的评估本身不足以保证可以对肛门失禁采取适当的诊断方法。

　　多位具有不同专长和专业的医生对这一主题做出了贡献，提供了关于肛门失禁的全面专家讨论，从病理、生理学到诊断方法的最新观点，包括分析作为"假想立方体"健康评估的生理参数的必要性。在这里，古老而传统的治疗方法与最新的治疗方法紧密地交织在一起。同时也关注盆底康复的功能治疗。此外，还提供了支持疗效的客观数据，为读者提供了一份简明扼要的相关文献综述。

（意）卢多维科·多西莫（Ludovico Docimo）

（意）路易吉·布鲁西亚诺（Luigi Brusciano）

2022年9月

（王瑜　译）

# 前言

  时至今日，肛门失禁仍然是一种容易被轻视的重要功能缺失，它由包括医源性疾病在内的许多不同疾病引起，影响着一部分人的生活。现如今肛门失禁也逐渐引起了外科医生和许多其他不同领域医学专家的关注，因为这种疾病的诊疗离不开多学科方法的综合应用。

  本书深入研究了肛门失禁的病理、生理问题，以及外科医生在此类复杂疾病防治中的作用。作者非常准确地向读者阐明了肛门失禁的一些模糊之处，同时对一些重要的争议点，作者并未做主观评论。所有关于诊断流程图、病因鉴别诊断和个体化治疗策略等方面的最新进展，本书都进行了详细的介绍，并配以引人注目的插图。

  关于肛门失禁的方方面面，如治疗、康复、饮食调节、社会成本，甚至DRG（疾病诊断相关分组）相关问题等，本书都有非常清晰和巧妙的阐述，这使得本书具备非常重要的参考价值，有望成为肛门失禁的最新诊疗指南。基于此，我想对Ludovico Docimo教授和Luigi Brusciano教授以及所有参与这项工作的作者表示诚挚的感谢，感谢他们成功完成了这样一项了不起的科学工作，再次继承了意大利外科学会的伟大传统。

Francesco Basile
意大利卡塔尼亚
意大利外科学会
2022年9月
（朱琪琪　译）

# 目录

## 第四部分　特殊考虑因素和多学科视角

# 第一部分 概述

PART I OVERVIEW

# 第一章

# 肛门失禁的认识与治疗发展史

**1**

Corrado Rispoli, Gennaro Rispoli

## 1.1　肛门失禁的认识

　　所有具有消化系统和肛门的动物一般都有一个括约肌系统（一种环形肌肉结构），可以有节奏地排出粪便。人类和高等动物都通过排便机制来调节排便。将粪便推移到直肠的蠕动不是由意志控制的，而是由自主神经系统控制的，因此，动物调节粪便排出的唯一方式就是通过排便机制将粪便保留在肠腔内。在动物中，排便与社会交往有关：一些动物通过在特定的地方排泄粪便来标记自己的领地，或展示自己的生育能力。为此，许多动物用腿和尾巴将粪便撒到远处，从而覆盖更广的区域。

　　正常人在出生一段时间后（通常是3～4年），会自然获得大小便的控制能力，但随着社会生活的开始，大小便控制就变得非常重要。与其他人分开来进行大小便，这不是出于遮羞（遮羞是人类诞生几个世纪后才出现的），而是为了管理排泄物。

　　许多考古发现证明，罗马人曾有集群式的公厕（图1.1），他们边如厕边讨论问题。

　　关于小便失禁的首次描述可追溯到公元前1500年（*Ebers Papyrus*），但关于肛门失禁在古代的首次描述却没有任何记载[1]。它最早被描述为直肠脱垂的一种症状。

C. Rispoli (✉)
General Surgery Unit, Monaldi Hospital, Naples, Italy
e-mail: dott.rispoli@gmail.com

G. Rispoli
Museo delle Arti Sanitarie, Naples, Italy

e-mail: info@ilfarodippocrate.it

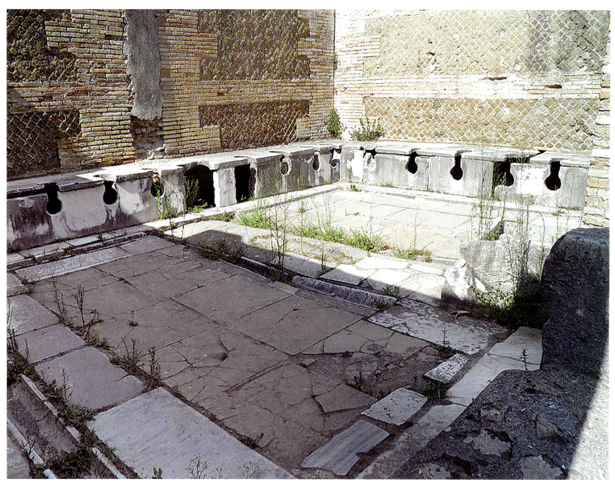

图 1.1　意大利奥斯蒂亚的罗马公共厕所（照片由 Carole Raddato 拍摄，根据 CC-BY-SA 许可，转载自 https://www.fickr.com/photos/carolemage/6681231029/in/ photostream/）

Andreas ·Vesalius对尸体进行了解剖，并对结肠、直肠和肛门进行了细致入微的描述，如他在1543年出版的*De Humani Corporis C. RispoliFabrica*一书所示。作者清楚地描述了肛门括约肌和提肛肌。不过，肛门括约肌的第一幅插图可以在15世纪达·芬奇的直肠解剖图中找到。这幅图将肛门括约肌描绘成一朵由5个不同花瓣形状肌肉结构构成的花，并附有关于其功能的理论说明（图1.2）。五瓣结构可能源自痔疮：3个大痔和2个小痔。

尽管在当时对于其相关的生理学的详细资料并不明确，但是，罗马人在2世纪就已经知道阴道分娩对肛门失禁的风险和后果，但并没有描述其损伤肛管的修复[2]。

在18世纪之前，解释失禁的理论完全是基于直肠的肌肉层将粪便推向肛门外（Jean·Astruc）。

1835年，Daniel·Oliver撰写了*First Lines of Physiology*一书，他在书中阐述了"要克服直肠括约肌的收缩，自主肌肉与肠道本身的作用是不可或缺的"的观点[3]，并首次提出了科学的理论。直

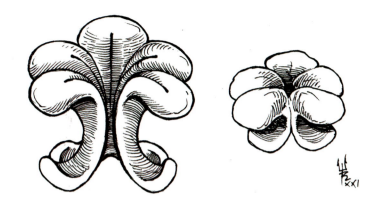

图 1.2　Leonardo da Vinci 对肛门括约肌放松（左）和收缩（右）位置的描述（细节从 Leonardo 的原始画作中重新绘制，由罗伯·托德里科提供）

肠"储库"和肌肉括约肌复合体的理论在20世纪得到了两位伟大的结直肠病科学家的完善和改进：Alan Park 和 Ahmed Shafik[4-5]。他们对直肠和肛门解剖学及生理学的看法观点仍然是当今理论最主要的影响因素。

## 1.2　肛门失禁治疗史

### 1.2.1　结肠冲洗和结肠造口术

结肠灌洗是最早被描述的治疗肛门失禁的方法，尽管这并不是其最适用的适应证，也不是唯一的适应证。正如Herodotus报道的那样，早在公元前5世纪，古埃及人就已经通过每月连续3天灌肠来清洁净化身体，从而达到"自我清洁"。这种方法在古巴比伦和亚述的文献以及古印度医学中也有记载。尽管几个世纪以来结肠灌洗被广泛使用，但直到现代才有关于结肠灌洗效果的数据报告。

肛门失禁的第一种手术治疗方法是造口术（第1例由Pillore[6]于1776年施行），与结肠灌洗一样，这种技术主要用于治疗失禁以外的其他疾病。

### 1.2.2　肛门括约肌修复术

关于成功修复括约肌的首次描述可追溯到1882年，Warren使用阴道黏膜瓣来保护撕裂的直肠和肛门[7]。其他作者也在系列病例中报道了这一技术，显示出良好的短期随访效果[8]。

随后，不同的手术团队开发了许多用于矫正括约肌损伤导致的肛门失禁的技术[9]，但所有这些技术都主要基于端对端括约肌修复术，而这种修复术的失败率往往很高[10-11]。第一项现代技术，即重叠括约肌成形术，于1973年开始施行，是端对端修复术的改良。这种技术的结果非常好[12]，并且在指南中也被报道为标准手术治疗方法[13]。

治疗特发性肛门失禁的手术技术，直到1975年才被首次报道。那一年，Alan parks爵士描述了所谓的"肛门后修复"，这是一种旨在增加肛管长度、恢复肛门直肠角和建立瓣膜机制的技术。该技术的短期效果良好，但长期随访结果却不尽如人意，主要原因是分娩后没有临床表现的前括约肌缺损被漏诊了[14]。

1991年，肛门内超声波技术的引入使人们对肛门失禁病因的看法发生了巨大变化[15]，许多特发性肛门失禁病例现在可被归类为分娩导致括约肌损伤，并通过重叠括约肌成形术进行适当修复[16]。肛门后修复术目前只适用于少数肛门失禁患者，大多数国际指南都不建议采用这种方法。

### 1.2.3　肌肉转位和人工括约肌

肌肉转位技术主要源于眼肌纤维移位术治疗眼肌麻痹的经验（1908年，Hummelsheim）[17]。20世纪上半叶，人们提出了转位肌纤维或筋膜以加固衰弱或受损括约肌的想法。1932年，Haney stone最早提出基于筋膜包绕肛门的技术[18-19]。1941年对该方法进行了改良[20]，结果很不错，据报道成功率为70%。其研究者选择将直肠前方两块臀肌的肌纤维缝合在一起，从而将直肠悬挂在一种肌肉"吊床"上[21-22]。1952年，Pickrell将这些方法融合在一起，提出了后来以他的名字命名的"股薄肌移植术"[23]。这项技术现在使用植入式脉冲发生器（刺激性肌肉转位）来实施，本书之后将对此进行讨论。

1973年，美国医疗系统公司（AMS，位于美国明尼苏达州明尼通卡市）开发出第一个用于人类的人工括约肌，用于治疗尿失禁，后来Christiansen和Lorentzen于1987年又将其应用于肛门失禁[24]。从那时起，新的特殊装置不断问世，但考虑到这些装置刚刚问世不久，我们将在本书的另一章中对其进行深入讨论。

### 1.2.4　膨松剂

与所有创新者一样，Ahmed·Shafik不仅提出了肛门失禁机制理论，还提出了一种新的治疗方案：使用膨松剂。1993年，他发表了1篇关于聚四氟乙烯注射治疗部分肛门失禁的一系列病例的论文[25]，论文中没有并发症的报道，效果良好（所有病例均得到改善或治愈）。随后，因为肛内超声的辅助，提高了药液注射的精度，现在所有的膨松药剂都需要在超声引导下定位。

近20年来，随着新技术和新材料的发展，也推进了失禁治疗领域的研究。另一方面，由于材料和技术的分离，很难对使用膨松剂取得的效果进行比较，因此支持使用膨松剂的证据仍然很少。

## 1.2.5　其他治疗和技术

目前，针对肛门失禁还有许多其他侵入性和非侵入性治疗方法（骶神经刺激法、生物反馈法等），但由于其发展时间较短，因此将在另一章中讨论。

# 参考文献

[1] Ebbell B. The Papyrus Ebers: the greatest Egyptian medical document. Copenhagen: Ejnar Munksgaard; 1937.

[2] Briel JW. Treatment of fecal incontinence. Ridderkerk: Ridderprint BV; 2000. p. 11.

[3] Oliver D. First lines of physiology. Boston: Marsh. James Munroe: Capen & Lyon; 1835.

[4] Parks AG, Rob C, Smith R, Morgan CN. Clinical Surgery: Abdomen and rectum and anus. London: Butterworths; 1966.

[5] Shafk A. A new concept of the anatomy of the anal sphincter mechanism and the physiology of defecation. The external anal sphincter: a triple-loop system. Investig Urol. 1975;12(5):412–419.

[6] Hardy KJ. Surgical history. Evolution of the stoma. Aust N Z J Surg. 1989;59(1):71–77.

[7] Warren JC. A new method of operation for the relief of rupture of the perineum through the sphincter and rectum. Trans Am Gynecol Soc. 1882;7:322–330.

[8] Block IR, Rodriguez S, Olivares AL. The Warren operation for anal incontinence caused by disruption of the anterior segment of the anal sphincter, perineal body, and rectovaginal septum: report of fve cases. Dis Colon Rectum. 1975;18(1):28–34.

[9] Sistrunk WE. Contribution to plastic surgery: an open operation for extensive laceration of the anal sphincter. Ann Surg. 1927;85(2):185–193.

[10] Lockhart-Mummery JP. Diseases of the rectum & colon and their surgical treatment. Toronto: Macmillan; 1923.

[11] Blaisdell PC. Repair of the incontinent sphincter ani. Am J Surg. 1957;94(4):573–576.

[12] Goetz LH, Lowry AC. Overlapping sphincteroplasty: is it the standard of care? Clin Colon Rectal Surg. 2005;18(1):22–31.

[13] Paquette IM, Varma MG, Kaiser AM, et al. The American Society of Colon and Rectal Surgeons' clinical practice guideline for the treatment of fecal incontinence. Dis Colon Rectum. 2015;58:623–636.

[14] Surgical management of faecal incontinence in: Madoff RD, Pemberton JH, Mimura T, Laurberg S, editors. Faecal incontinence: the management of faecal incontinence in adults (NICE Clinical Guidelines, No 49). London: National Collaborating Centre for Acute Care; 2007. https://www.nice.org.uk/guidance/cg49. Accessed 28 Nov 2021.

[15] Burnett SJD, Speakman CTM, Kamm MA, Bartram CI. Confrmation of endosonographic detection of external anal sphincter defects by simultaneous electromyographic mapping. Br J Surg. 1991;78(4):448–450.

[16] Abrams P, Andersson KE, Birder L, et al. Fourth International Consultation on Incontinence Recommendations of the International Scientifc Committee: Evaluation and treatment of urinary incontinence, pelvic organ prolapse, and fecal incontinence. Neurourol Urodyn. 2010;29(1):213–240.

[17] Baker DC, Conley J. Regional muscle transposition for rehabilitation of the paralyzed face. Clin Plast Surg. 1979;6(3):317–31.

[18] Stone HB. Plastic operation for anal incontinence. Tr South Surg Assoc. 1926;41:235–240.

[19] Stone HB. Plastic operation for anal incontinence. Further report. Arch Surg. 1932;24:120–125.

[20] Stone HB, McLanahan S. Results with the fascia plastic operation for anal incontinence. Ann Surg. 1941;114(1):73–77.

[21] Chittenden AS. Reconstruction of anal sphincter by muscle slips from the glutei. Ann Surg. 1930;92(1):152–154.

[22] Biström O. Plastischer Ersatz des M. Sphincter ani. Acta Chir Scand. 1944;90:431–448.

[23] Pickrell KL, Broadbent TR, Masters FW, Metzger JT. Construction of a rectal sphincter and restoration of anal continence by transplanting the gracilis muscle; a report of four cases in children. An Surg. 1952;135(6):853–862.

[24] Christiansen J, Lorentzen M. Implantation of artifcial sphincter for anal incontinence. Lancet. 1987;330(8553):244–245.

[25] Shafk A. Polytetrafuoroethylene injection for the treatment of partial fecal incontinence. Int Surg. 1993;78(2):159–161.

（汪闻夕　译）

# 第二章

# 流行病学、肛门直肠解剖学、生理学和病理生理学

**2**

Gaetano Gallo, Alberto Realis Luc, Mario Trompetto

## 2.1　简介和流行病学

控便能力定义为在正常日常生活中，包括在体育锻炼、咳嗽、打喷嚏和变换体位时，保留气体、液体或固体粪便的能力[1]。

由于肛门内括约肌（IAS）的稳定活动受到肛门外括约肌（EAS）和耻骨直肠肌活动的支持，肛管在休息和睡眠期间通常是闭合的。排便过程的完整性是一个涉及身体和内脏功能的多因素过程，允许患者在必要时推迟排便，避免粪便或气体不受控制地通过，从而使患者免于尴尬，避免对生活方式、工作和人际关系产生负面影响[2]。

考虑到这一问题的异质性，肛门失禁的发病率和流行率很难确定，因为它们取决于失禁的类型、频率、年龄和性别（表2.1）[3]。事实上，如果说女性发病的主要原因是产后损伤，那么男性和老年人的主要发病原因则必须考虑肛门直肠手术和糖尿病等其他因素[4-5]。此外，用来定义肛门失禁的许多术语使人们产生了混乱，但却有利于肛门失禁的研究。

多位学者曾试图量化这一现象，但并未得出明确的百分比[6-8]。根据Sharma等的研究[6]，肛门失禁的发病率介于1.4%和19.5%之间，而在Ng等[7]的系统综述中，该疾病的发病率中位数为7.7%，男女没有任何差异，但与15～34岁的人群相比，90岁以上的人群发病率更高（前者为5.7%，后者为15.9%）。

G. Gallo (✉) · A. Realis Luc · M. Trompetto
Department of Colorectal Surgery, S. Rita Clinic, Vercelli, Italy
e-mail: dr.gaetanogallo@libero.it; alberto.realisluc@libero.it; trompetto.mario@libero.it

L. Docimo, L. Brusciano (eds.), Anal Incontinence, Updates in Surgery,
https://doi.org/10.1007/978-3-031-08392-1_2

表 2.1　导致肛门失禁的病理生理机制

| 结构 | 病理 | 生理 |
| --- | --- | --- |
| 肛门括约肌 | 产科损伤、痔疮切除术、扩肛术、继发性神经病变 | 括约肌无力，采样反射消失 |
| 直肠 | 炎症、IBD、辐射、脱垂、衰老、肠易激综合征 | 括约肌无力，采样反射消失 |
| 耻骨直肠肌角 | 会阴过度下垂、衰老、创伤 | 肛门直肠钝角，括约肌无力 |
| 阴部神经 | 产科/外科损伤、过度紧张/会阴下降 | 括约肌无力，感觉丧失，反射受损 |
| 中枢神经系统、脊髓、自主神经系统 | 脊髓损伤、头部损伤、背部手术、多发性硬化症、糖尿病、中风、撕脱伤 | 感觉丧失，反射受损，继发性营养不良，调节障碍 |
| **功能** | | |
| 肛门直肠感觉 | 产伤、中枢神经系统、ANS损伤 | 大便意识丧失，肛门直肠失认症 |
| 粪便嵌塞 | 排便障碍 | 大便意识丧失，肛门直肠失认症 |
| **粪便特征** | | |
| 数量和一致性 | 感染、炎症性肠病、肠易激综合征、药物、新陈代谢 | 腹泻和尿急，快速粪便运输，存储功能受损 |
| 刺激物 | 胆盐吸收不良、泻药 | 腹泻 |
| 硬粪便/滞留 | 运动障碍/药物 | 粪便滞留和溢流 |
| **其他** | | |
| 身体活动能力/认知功能 | 衰老、痴呆、残疾 | 多因素变化 |
| 精神方面 | 故意弄脏 | 多因素变化 |
| 药物 | 抗胆碱能药物、泻药、抗抑郁药、咖啡因/肌肉松弛剂 | 便秘/腹泻，改变感觉/便秘，放松括约肌张力 |
| 食物不耐受 | 乳糖/果糖/山梨醇 | 腹泻/腹胀，吸收不良 |

老年人发病率较高的原因可能是衰老对失禁的生理影响，如直肠感觉受损或肛门内括约肌和肛门外括约肌功能失调，以及服用多种药物导致。事实上，为避免粪便嵌塞或便秘而滥用泻药会加重病情。在这种情况下，目前记录的最高发病率是在疗养院的老年人，其发病率高达50%[10]。

难以确定肛门失禁的程度可能是由于在报告症状时患者感到尴尬，这与其他直肠疾病的情况一样[11]。Brown等[12]对5817名妇女进行了一项基于互联网的问卷调查，结果显示，美国45岁以上的妇女中，有1/5的人每年至少有1次肛门直肠炎发作。

对这一问题缺乏了解和认识以及经济状况是患者与医疗保健系统互动的进一步重要障碍。

## 2.2　解剖学和病理学

　　失禁过程可定义为躯体-内脏反射，涉及多个肌肉群[包括括约肌复合体（图2.1）[3]、盆底韧带和筋膜]之间复杂的协调活动以及直肠顺应性、粪便黏稠度和体积以及认知功能。因此，这些因素中的任何一个出现异常都可能导致肛门失禁。事实上，多达80%的肛门失禁患者在肛门直肠生理方面存在1种以上的病理异常。

　　肛门内括约肌（图2.2）[13]是直肠内环肌层的延续[14]。这种平滑肌在非自主神经系统（交感神经和副交感神经）的控制下，占肛门静息压的80%（通常是50～70mmHg），是气体和粪便非自主通过的主要屏障。其余15%～20%的肛门静息压由肛门外括约肌、耻骨直肠肌和痔疮调节。这三者共同构成了高压区，高压区沿肛管全长延伸，比直肠高出30%。有趣的是，根据Penninckx等的研究[15]，静息肛门压力由肛门内括约肌的肌源性张力（10%）、神经诱导活动（45%）、肛门外括约肌（35%）和痔疮（15%）产生。

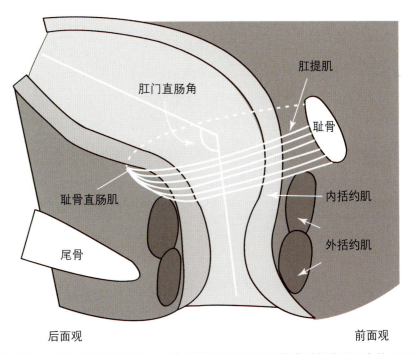

图 2.1　肛门直肠的结构。肛门内括约肌提供 70% 的肛门直肠运动以及静息时括约肌压力的 85%。静止时的肛门直肠角约为 90°，排便时变得更加钝（转载自 [3]，经爱思唯尔许可）

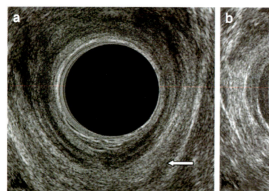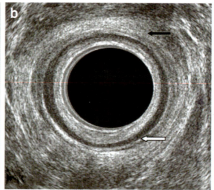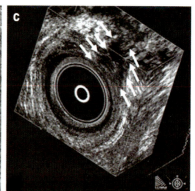

图2.2 a.肛门内扫描显示U形的耻骨直肠肌,它附着在前方的耻骨支上。b.肛门内扫描显示肛门内括约肌(白色箭头)和肛门外括约肌(黑色箭头)。c.三维肛门内超声显示肛门括约肌缺损的周长/宽度以及长度(经英国放射学会许可,转载自[13])

肛门内括约肌的长度因性别而异,女性的长度较小(2~3cm与2.5~3.5cm),而其厚度在2~4mm之间变化。IAS具有周期性变化的静息音,或者更确切地说是短波和超短波(每分钟1.5~3个周期)。这些波对于重新采样是极其重要的。事实上,肛门内括约肌会间歇性放松,持续10~20s大约每小时7次[16-17],并使直肠内容物与肛管的敏感黏膜接触。

肛门外括约肌(图2.2)[13]是一种接受阴部神经支配的横纹肌(S2、S3、S4),其抑制作用允许排便[18]。它的厚度为4mm,长度约为2.7cm,尽管女性的前部较短(1.5cm),它有3个组成部分:皮下部、浅部和深部。肛门外括约肌负责保护反射,这是一种低脊髓反射,在粪便内容物进入直肠壶腹后收缩20~30s。

肛提肌(图2.2)[13]具有骨盆底支持功能,由3束组成:前方的耻骨尾骨肌、后方的髂尾骨肌和下方的耻骨直肠肌。耻骨直肠肌是对控制排便最重要的肌肉,它是1个U形环状肌,在直肠周围形成1个吊带,与肛门直肠的夹角约为90°,这是Parks提出的瓣膜理论[19]的基础,肛门外括约肌也在排便过程中起作用。在正常排便过程中,耻骨直肠肌的放松会导致肛门直肠角变得更加钝和宽(>130°),有利于直肠内容物通过。

最近,Broens等[20]引入了"耻骨失禁反射"的概念,表明耻骨直肠肌非自主收缩也明显强于压力区同样增加的自主收缩。这可能证实了耻骨直肠肌在控制力受损但尚未发生肛门失禁的患者中支持其他括约肌功能障碍方面的作用。

位于肛门内括约肌和肛门外括约肌之间的联合纵肌由平滑肌和来自肛提肌的条纹肌纤维组成,其作用是有争议的。它的厚度约为2.5mm,似乎与肛管的缩短和增宽有关。Shafik最初将其定义为"肛门外翻肌"[21],因为它具有明显的肛门外翻作用。此外,最近的一些研究表明,它在侧方内括约肌切开术后起着支持排便的作用[22]。

除肌肉组成的因素外,其他一些因素也会导致肛门失禁。直肠肛门抑制反射,也称为IAS松弛,无疑是与排便相关的最完善机制之一，也是最先被激活的机制之一。它受肠道神经系统的调节，因此在先天性巨结肠中是不存在的，但在去神经支配后仍然存在，或随着时间的推移而恢复[23]。

肠内容物进入直肠壁时会造成直肠壁的膨胀，这是由另一个重要的功能组织"直肠乙状结肠括约肌"[24-25]在结肠高幅递增收缩的作用下实现的，它刺激了多种压力感受器，使其与肛管的敏感区域接触。在这一区域，粪便内容物与特殊的感觉器官接触，如Krause内球、Golgi-Mazzoni小体和生殖小体、稀疏的Meissner小体和Pacinian小体[26-27]。

此时，直肠肛门兴奋反射可维持排便，避免肛门渗漏，而如果发生肛门渗漏，腹腔内压力应增加，耻骨直肠肌随之松弛，肛门直肠角扩大，直肠矫正。在肛门外括约肌反射性收缩的同时，耻骨直肠肌也会收缩以恢复肛门直肠角，从而结束这一过程。肛门外括约肌的反射收缩与耻骨直肠肌的同时收缩以恢复肛门直肠角结束了这一过程。如果排便被认为不合适，可以通过肛门外括约肌和耻骨直肠肌的自主限制来推迟排便[28]。其中，耻骨直肠肌通过产生水平力诱导骨盆横膈膜闭合，从而减小肛门直肠角。直肠肛门抑制反射和直肠肛门兴奋反射构成共同反射，其基本功能是推进上部肛管中的一部分直肠内容物，但不会导致失禁。

在生理条件下，直肠可被动扩张而不会产生压力变化。当容量达到约200mL时，会有紧迫感，最大耐受容量为300～500mL。

直肠的病理改变，如炎症性肠病（直肠顺应性降低）或先天性巨结肠病（顺应性增加），都会导致肛门失禁。

痔疮是占肛门静息压力近15%的血管垫，痔疮切除术后可能会出现一过性或永久性的便秘发作，由此可见痔疮的重要性[29]。

粪便的量和黏稠度至关重要，尤其是对于老年患者或排便能力已经受损的患者，例如低位前切除术后的患者[5]。

最后，不仅有由交感神经（L1～L3）和副交感神经（S2～S4）组成的周围神经系统参与排便，一些研究还强调了中枢神经系统的作用。事实上，研究表明直肠的感觉、充盈或紧迫感与脑岛、丘脑、次级躯体感觉皮层或扣带回前部等区域有关[30]，而躯体感觉皮层和扣带回前部则与脑岛、丘脑、次级躯体感觉皮层或扣带回前部等区域有关[31]。布罗德曼第4区（初级运动皮层）似乎与肛门和直肠反应有关[31]。

奥努夫核位于S2～S4腹角灰质水平，与负责括约肌复合体自主收缩的上运动神经元相通，后者通常位于矢状旁运动皮层[32]。

## 2.3 肛门失禁的病理生理学

鉴于失禁机制的复杂性，损伤的几个目标区域都可能导致肛门失禁的发展。此外，似乎80%以上的肛门失禁患者的失禁机制发生了不止一次的改变[33]。

根据肌肉损伤的类型，肛门失禁可有不同的表现。紧急肛门失禁，或尽管自愿尝试避免排便，但仍会出现肛门失禁，是由肛门外括约肌病变引起的。当涉及肛门内括约肌时，它被称为被动性失禁，在没有意识的情况下不自觉地排泄液体或粪便。这两种情况在产科创伤后都很常见，也可能是肛门外括约肌、肛门内括约肌和阴部神经被拉伸、压迫或缺血性损伤造成的（图2.2）[13]。阴部神经当然是研究最多的神经，但并非唯一参与失禁机制的神经，在分娩过程中可能在阿尔科克管出口处受损，其走向主要固定在骨盆侧壁上[34]。

会阴切开术似乎与括约肌复合体的损伤有关，即使一些研究显示了相互矛盾的观点[35-36]。特别是会阴后正中切开术与较高的括约肌创伤发生率相关[37]。

根据Dudding等[38]的研究，外阴切开术和器械分娩、胎儿枕后位、第二产程延长以及出生体重超过4kg都是造成损伤的危险因素。有趣的是，大多数妇女在绝经后会出现肛门失禁，这可能是由于随着年龄的增长或激素输入的减少，肛门直肠功能会逐渐衰退。因此，括约肌损伤是发生肛门直肠损伤的第一步，且与其他因素重叠[39]。

急性肛门失禁也可能继发于肛门直肠手术(痔切除术、括约肌切开术、肛瘘手术)，但男性更常见，同时会丧失取样反射。

括约肌复合体的另一个可能受损的部分是耻骨直肠肌，通常是在意外创伤、会阴下坠或衰老之后，肛门直肠角功能丧失。

通常情况下，粪便失禁和便秘可能同时存在，在这种情况下，我们将粪便失禁定义为粪便渗漏或排便后粪便不自主丢失[40]。粪便渗漏是由于直肠感觉受损，加上过度紧张后肛门括约肌压力随着外括约肌收缩而不适当增加所致。

在男性患者中，肛门失禁的病因不太明确。根治性前列腺切除术和随后的术后放疗可能导致括约肌纤维化、肌间丛变性和肛门外括约肌功能降低，外括约肌随着直肠顺应性降低而变得更厚，尤其是在老年人中，同样的现象发生在肛门或直肠癌的放疗时。

当直肠的储藏功能不再理想时，直肠内压力增加会导致肛门失禁。炎症性肠病、放射性直肠炎、子宫切除术、直肠癌或脊髓损伤患者都可能出现这种情况。

在功能性机制中，肛门直肠感觉丧失无疑是最常见的。

事实上，肛门直肠感觉受损（通常发生在儿童和老年人身上）可导致粪便嵌塞，进而导致粪便溢出。一些最常见的原因是神经病变，如多发性硬化症、糖尿病、脊髓损伤或结肠直肠术中的意外损伤。帕金森病等中枢神经系统疾病会改变认知功能，导致无法进行日常活动，从而养成病态的如厕习惯。

Hellström等[41]在哥德堡85岁的居民中随机抽取了485名受试者，结果显示34.8%的痴呆受试者和6.7%的非痴呆受试者患有肛门失禁，强调了痴呆症对肛门失禁的影响。

此外，肠梗阻综合征或盆底协同障碍患者常见的粪便嵌塞也会导致粪便渗漏，由于肛门内括约肌持续松弛，粪便渗漏会绕过嵌塞。先天性畸形患者也可能出现溢流性失禁[42]。

另一种非常常见的情况是粪污，通常发生在肛门直肠手术后或排便受阻的患者中。高达63%的Ⅱ～Ⅳ度痔疮或直肠脱垂患者可能会出现粪污[43]。

最后，炎症性肠病、药物（如老年人使用的泻药）、食物不耐受或代谢紊乱导致的粪便量和稠度变化可引起腹泻和便急、粪便嵌塞和吸收不良。在腹泻的情况下，高振幅递增收缩活动的增加会导致直肠的贮存能力下降[44-45]。在急迫性肛门失禁患者中，这些运动复合体在直肠乙状结肠水平的表现极为突出[46]。

# 参考文献

[1] Saldana Ruiz N, Kaiser AM. Fecal incontinence – Challenges and solutions. World J Gastroenterol. 2017;23(1):11–24.

[2] Wald A. Clinical practice. Fecal incontinence in adults. N Engl J Med. 2007;356(16):1648–1655.

[3] Rao SS. Pathophysiology of adult fecal incontinence. Gastroenterology. 2004;126(1 Suppl 1):S14–22.

[4] Nelson RL. Epidemiology of fecal incontinence. Gastroenterology. 2004;126(1 Suppl 1):S3–7.

[5] Pucciani F. Post-surgical fecal incontinence. Updat Surg. 2018;70(4):477–484.

[6] Sharma A, Yuan L, Marshall RJ, et al. Systematic review of the prevalence of faecal incontinence. Br J Surg. 2016;103(12):1589–1597.

[7] Ng KS, Sivakumaran Y, Nassar N, Gladman MA. Fecal incontinence: community prevalence and associated factors – a systematic review. Dis Colon Rectum. 2015;58(12):1194–1209.

[8] Macmillan AK, Merrie AEH, Marshall RJ, Parry BR. The prevalence of fecal incontinence in community-dwelling adults: a systematic review of the literature. Dis Colon Rectum. 2004;47(8):1341–1349.

[9] Lewicky-Gaupp C, Hamilton Q, Ashton-Miller J, et al. Anal sphincter structure and function relationships in aging and fecal incontinence. Am J Obstet Gynecol. 2009;200(5):559.e1–5.

[10] Gorina Y, Schappert S, Bercovitz A, et al. Prevalence of incontinence among older Americans. Vital Health Stat 3. 2014;36:1–33.

[11] Gallo G, Sacco R, Sammarco G. Epidemiology of hemorrhoidal disease. In: Ratto C, Parello A, Litta F, editors. Hemorrhoids coloproctology. Cham: Springer; 2018. p. 3–7.

[12] Brown HW, Rogers RG, Wise ME. Barriers to seeking care for accidental bowel leakage: a qualitative study. Int Urogynecol J. 2017;28(4):543–551.

[13] Abdool Z, Sultan AH, Thakar R. Ultrasound imaging of the anal sphincter complex: a review. Br J Radiol. 2012;85(1015):865–875.

[14] Golia Pernicka JS, Sheedy SP, Ernst RD, et al. MR staging of anal cancer: what the radiologist needs to know. Abdom Radiol

(NY). 2019;44(11):3726–3739.

[15] Penninckx F, Lestar B, Kerremans R. The internal anal sphincter: mechanisms of control and its role in maintaining anal continence. Baillieres Clin Gastroenterol. 1992;6(1):193–214.

[16] Read NW, Haynes WG, Bartolo DC, et al. Use of anorectal manometry during rectal infusion of saline to investigate function in incontinent patients. Gastroenterology. 1983;85:105–113.

[17] Miller R, Lewis GT, Bartolo DC, et al. Sensory discrimination and dynamic activity in the anorectum evidence of a new ambulatory technique. Br J Surg. 1988;75:1003–1007.

[18] Barleben A, Mills S. Anorectal anatomy and physiology. Surg Clin North Am. 2010;90(1):1–15.

[19] Parks AG, Porter NH, Hardcastle J. The syndrome of the descending perineum. Proc R Soc Med. 1966;59:477–482.

[20] Broens PMA, Jonker JE, Trzpis M. The puborectal continence refex: a new regulatory mechanism controlling fecal continence. Int J Colorectal Dis. 2018;33(5):627–633.

[21] Shafk A. A new concept of the anatomy of the anal sphincter mechanism and the physiology of defecation. III. The longitudinal anal muscle: anatomy and role in anal sphincter mechanism. Investig Urol. 1976;13:271–257.

[22] Perry WB, Dykes SL, Buie WD, Rafferty JF. Standards Practice Task Force of the American Society of Colon and Rectal Surgeons. Practice parameters for the management of anal fssures (3rd revision). Dis Colon Rectum. 2010;53(8):1110–1115.

[23] Lubowski DZ, Nicholls RJ, Swash M, Jordan MJ. Neural control of internal anal sphincter function. Br J Surg. 1987;74(8):668–670.

[24] Wadhwa RP, Mistry FP, Bhatia SJ, et al. Existence of a high pressure zone at the rectosigmoid junction in normal Indian men. Dis Colon Rectum. 1996;39:1122–1125.

[25] Ballantyne GH. Rectosigmoid sphincter of O'Beirne. Dis Colon Rectum. 1986;29:525–531.

[26] Duthie HL, Gaims FW. Sensory nerve-endings and sensation in the anal region of man. Br J Surg. 1960;47:585–595.

[27] Goligher JC, Hughes ESR. Sensibility of the rectum and colon. Its rôle in the mechanism of anal continence. Lancet. 1951;1(6654):543–547.

[28] Pucciani F, Trafeli M. Sampling refex: pathogenic role in functional defecation disorder. Tech Coloproctol. 2021;25(5):521–530.

[29] Gallo G, Martellucci J, Sturiale A, et al. Consensus statement of the Italian Society of Colorectal Surgery (SICCR): management and treatment of hemorrhoidal disease. Tech Coloproctol. 2020;24(2):145–164.

[30] Bittorf B, Ringler R, Forster C, et al. Cerebral representation of the anorectum using functional magnetic resonance imaging. Br J Surg. 2006;93(10):1251–1257.

[31] Turnbull GK, Hamdy S, Aziz Q, et al. The cortical topography of human anorectal musculature. Gastroenterology. 1999;117(1):32–39.

[32] Sultan AH, Nugent K. Pathophysiology and nonsurgical treatment of anal incontinence. BJOG. 2004;111(Suppl 1):84–90.

[33] Rao SSC, Patel RS. How useful are manometric tests of anorectal function in the management of defecation disorders? Am J Gastroenterol. 1997;92(3):469–475.

[34] Madoff RD, Parker SC, Varma MG, et al. Faecal incontinence in adults. Lancet. 2004;364(9434):621–632.

[35] Green JR, Soohoo SL. Factors associated with rectal injury in spontaneous deliveries. Obstet Gynecol. 1989;73(5 Pt 1):732–8.

[36] Nygaard IE, Rao SS, Dawson JD. Anal incontinence after anal sphincter disruption: a 30-year retrospective cohort study. Obstet Gynecol. 1997;89(6):896–901.

[37] O'Herlihy C. Obstetric perineal injury: risk factors and strategies for prevention. Semin Perinatol. 2003;27(1):13–19.

[38] Dudding TC, Vaizey CJ, Kamm MA. Obstetric anal sphincter injury: incidence, risk factors, and management. Ann Surg. 2008;247(2):224–237.

[39] Oberwalder M, Dinnewitzer A, Baig MK, et al. The association between late-onset fecal incontinence and obstetric anal sphincter defects. Arch Surg. 2004;139:429–432.

[40] Rao SS, Ozturk R, Stessman M. Investigation of the pathophysiology of fecal seepage. Am J Gastroenterol. 2004;99(11):2204–2209.

[41] Hellström L, Ekelund P, Milsom I, Skoog I. The infuence of dementia on the prevalence of urinary and faecal incontinence in 85-year-old men and women. Arch Gerontol Geriatr. 1994;19(1):11–20.

[42] Davies MC, Creighton SM, Wilcox DT. Long-term outcomes of anorectal malformations. Pediatr Surg Int. 2004;20(8):567–572.

[43] Jóhannsson HO, Påhlman L, Graf W. Randomized clinical trial of the effects on anal function of Milligan-Morgan versus Ferguson haemorrhoidectomy. Br J Surg. 2006;93(10):1208–1214.

[44] Bouchoucha M, Devroede G, Faye A, et al. Importance of colonic transit evaluation in the management of fecal incontinence. Int J Colorectal Dis. 2002;17(6):412–7; discussion 418–419

[45] Chan CLH, Lunniss PJ, Wang D, et al. Rectal sensorimotor dysfunction in patients with urge fecal incontinence: evidence from prolonged manometric studies. Gut. 2005;54(9):1263–1272.

[46] Santoro GA, Eitan BZ, Pryde A, et al. Open study of low-dose amitriptyline in the treatment of patients with idiopathic fecal incontinence. Dis Colon Rectum. 2000;43(12):1676–1681.

（严志瑜　王瑜　译）

# 第二部分　诊断

PARTII　DIAGNOSIS

# 第三章

# 肛门失禁的临床评估、病因和分类

# 3

Mario Pescatori

## 3.1 肛门失禁的临床评估

　　肛门自控力取决于不同的因素，包括肛门括约肌的完整性、直肠的完整性（直肠是一个储藏室，具有"适应反射"）以及粪便的稠度。与肛门自控力有关的其他因素还有：具有感觉和运动功能的阴部神经；减缓粪便从直肠上部进入下部的直肠瓣膜或褶皱；能够减缓粪便转运，位于直肠乙状结肠交界处厚实的平滑肌组织；肛管完整的控制力来自其复杂而丰富的神经支配，负责取样反射；肛管的长度，男性较长，女性较短。肛门失禁（AI）需要通过不同的方法进行评估。首先，在诊室对患者进行评估，询问其症状（临床病史）。肛门失禁是指患者无法控制地排出气体和（或）粪便，其患者多为女性或老年男性。由于经阴道分娩，女性的肛门括约肌实际上比男性的肛门括约肌薄弱。老年男性也会受到肛门失禁的影响，因为随着年龄的增长，他们的括约肌功能也会减弱[1]。肛门失禁患者的生活质量会下降。

### 3.1.1 如何对肛门失禁患者进行体格检查

　　对肛门失禁患者需要采取综合评估方法：医生必须对这些患者的身体和心理进行评估，以彻底

M. Pescatori (✉)
Coloproctology Unit, Parioli Clinic, Rome, Italy
e-mail: ucpclub@virgilio.it

© The Author(s) 2023
L. Docimo, L. Brusciano (eds.), Anal Incontinence, Updates in Surgery,
https://doi.org/10.1007/978-3-031-08392-1_3

调查肛门失禁的原因。因此，结肠直肠外科应配备1名心理医生。当临床医学检查时，必须询问患者是否有局部肛门损伤，是否有频繁的肛门性交，这些都是已知的可能损伤肛门内括约肌的因素。在检查患者肛门时，我们可能会看到肛门自发或在被动扩张后出现裂口。此外，我们还必须询问患者以前是否做过肛门直肠手术，内括约肌切开术甚至痔切除术后都可能导致肛门失禁，尤其是多产女性，她们之中近一半都存在亚临床失禁[2]。在获得详细的临床病史后，我们就可以开始对患者进行左侧卧位的体格检查了。

首先，我们要观察患者是否有会阴下坠，会阴下坠是指用力时会阴下坠超过2cm。我们还应该观察肛门是闭合还是张开，周围是否有粪便。然后要求患者收缩肛门，这样我们就能看到是否有可检测到的收缩，以及收缩是强还是弱。然后用针刺刺激肛门区域来评估肛门反射等级。如果患者感觉不到肛周皮肤被轻微针刺，我们就要怀疑是否为阴部神经病变，这是导致肛门失禁的常见原因之一。

完成第1部分检查后，我们可以将食指轻轻插入患者的肛门，肛管的长度测量是肛门是否通畅的一个重要因素（一般为4～5cm）。当我们的手指插入患者肛门时，我们首先会尝试评估内括约肌的张力，肛门直肠测压法可以更精确地评估内括约肌的张力，但由更有经验的专家进行评估也有其重要性[3]。此时应要求患者持续收缩肛门，以便评估收缩的强度，同时评估收缩的持续时间（正常持续时间为30s或更长）。让患者咳嗽，再次评估括约肌（包括外括约肌和耻骨直肠肌）的收缩情况。

然后，可以使用插入直肠的不同充气气囊来评估直肠感觉。肛门失禁患者的感觉通常会因阴部神经病变而减弱。让患者告诉您何时感觉到您在给直肠充气。开始有感觉时的正常值应为20～30mL空气，有便意时的正常值约为60mL空气。最后，继续充气，直到患者告诉您他/她因气囊引起的不适而急于想上厕所，这一最大急迫感通常约为120mL空气。

直肠内镜检查在肛门失禁的诊断中并不起重要作用，但如果是"生理性"内括约肌张力低下而导致的"隐匿性"失禁临床综合征，最好进行动态直肠镜检查。临床医生可以尝试如下检查：

（1）肛门直肠内测压：这种微创检查可以记录肛管的静息压，正常人在50～70mmHg之间，肛门失禁患者则会降低。还可以记录挤压压力，正常人在60～150mmHg之间，肛门失禁患者可能会低于60mmHg。这种方法有助于评估肛裂患者，并根据术前测压的高渗程度"量身定制"规划内括约肌切开术，与标准的括约肌切开术相比，即使是多次复发，这种方法依然有效。此方法中可评估的一个与肛门失禁有关的参数是肛管长度。

（2）经肛门和经阴道超声检查（US）：笔者亲自为所有肛门失禁患者进行这项检查（图3.1）。经肛门超声设备三维可能比二维设备更好，主要用于诊断复杂性肛瘘。旋转探头直径合理，不会损伤患者身体，但检查前在局部涂抹EMLA乳膏可防止迷走神经反射。在临床中，嘱患者左侧卧位，但许多医生也采用平卧位。发明者Bartram博士建议女性采用俯卧位进行肛门内超声检查，因为他认为这样可以更好地检测解剖结构[4]。肛门括约肌病灶可以得到完美的定位和检测。如果括约肌病灶较大，则需要进行括约肌重建；如果病灶较小，则需要进行神经调控治疗（费用较高，但成功率为80%）。耻骨直肠肌在肛门内超声检查中表现为高回声的吊带或回旋镖样结构，对控制排便起着重要作用。这

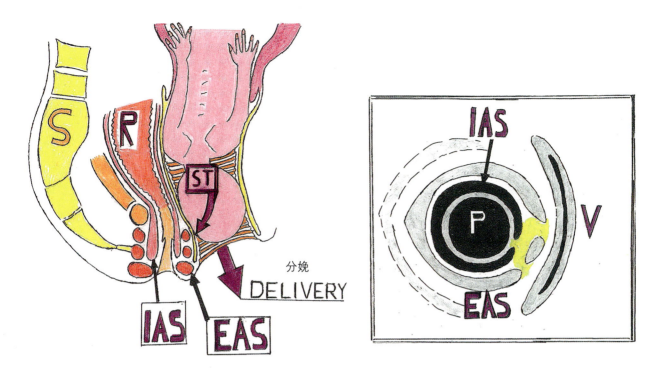

图 3.1　分娩时产科创伤的矢状面（左）：S：骶骨；R：直肠；ST：括约肌外伤；IAS：肛门内括约肌；橙色虚线：阴道。经肛门超声检查（右），患者取左侧卧位：P：超声探头；V：阴道；IAS：低回声内括约肌；EAS：外括约肌浅表部分；黄色：因创伤而中断的肌肉。肛门失禁患者需要重建括约肌

项检查还有助于发现医源性病变，如平滑肌或横纹括约肌的意外断裂，通常发生在肛瘘和肛周脓肿手术中，但有时也发生在肛裂手术后。经肛门和经阴道超声也可检测到括约肌的病变及其位置，或在直肠脱垂和痔疮（PPH）手术后发生的直肠下部肌肉损伤，在这种情况下，甚至可以看到经肛门直肠切除吻合术（STARR）的吻合钉附着在耻骨直肠肌上[5]。

（3）经会阴超声检查：经会阴超声检查是一种价格较低的检查方式，在专业人员的操作下也能看到导致肛门失禁的内外括约肌缺陷。

（4）排粪造影术：这种放射学检查可检测肛门直肠的形态和功能。患者坐在一张半透明的椅子上，通过肛门向直肠内注入约60mL的钡剂。该检查可检测多个解剖和功能参数，如是否有大小便失禁、静止时的肛门直肠角度以及收缩时肛门直肠角度的变化。随后，放射科医生会要求患者先用力，然后再排空，以排除或确认肛门失禁或用力时耻骨直肠肌不松弛，因为用力时肛门直肠角应增大或变宽。如果没有，则说明患者排便受阻。

（5）磁共振成像（MRI）：肛门内磁共振成像[6]在确定适合手术治疗的外括约肌缺损和可能适合生物植入物的肛门内括约肌损伤方面显示出明显的准确性。另有文献[7]所述，在评估肛门失禁患者时，有些检查可能比磁共振成像更有用。

# 3.2 肛门失禁的病因

如文献[7]中报道，肛门失禁的潜在原因如下所述。

## 3.2.1 肛裂术后肛门失禁

内括约肌切开术与肛门失禁之间的相关性[8]促进了"化学"括约肌切开术的治疗，即硝酸盐、肉毒杆菌毒素等。事实上，括约肌切开术后的肛门失禁很可能是暂时性的。然而，当外科医生进行后括约肌切开术时，肛门失禁的发生率更高，这是因为内括约肌分割后的区域比较薄弱（没有肌肉）。因此，正确的手术方法是侧方内括约肌切开术，手术缺损由邻近的外括约肌"保护"。

## 3.2.2 肛瘘术后肛门失禁

当肛瘘患者担心术后大小便失禁时，应询问他们的排便功能和胎次。在腹泻或多次经阴道分娩的情况下，应选择不损伤括约肌的手术，如瘘管切除术和先进的直肠推移瓣术，而不是瘘管切开术；或者选择创新的方法，如瘘管栓或纤维蛋白胶，使肛门括约肌不受损伤（要知道，肛瘘栓或纤维蛋白胶等创新产品的复发率很高，高达50%）。

有报告显示，采用肛瘘切开术治疗高位瘘管的患者发生肛门失禁的风险较低[9]。单纯的肛瘘切开术的成功率可能为95%[10]，但至少在我的经验中，患者似乎更担心失禁，而不是瘘管复发。这就是为什么在过去的20年里，最常采用的肛瘘手术方式从开放手术转变为保留肛门括约肌手术的原因。

## 3.2.3 痔疮术后肛门失禁

接受过PPH手术的直肠脱垂和痔疮患者可能会在痔疮切除术后出现肛门失禁[11]。

## 3.2.4 肛门肿瘤术后肛门失禁

在肛门肿瘤的局部切除术中，外科医生必须在距离肿瘤下缘2cm处切除组织，以避免或尽量减少复发的风险。因此，必须切除内括约肌和低位外括约肌的部分纤维。在这种情况下，外科医生可能会在手术结束时进行括约肌成形术。

## 3.2.5 直肠癌术后肛门失禁

术后发生所谓的直肠前切除综合征的风险很高（在某些情况下高达90%）[12]。尤其是当肿瘤位于直肠下段时。肿瘤根治术可能会影响肛门自主控便的相关结构。首先受到影响的是直肠贮器，它必须与肿瘤一起全部或部分切除。尤其是在超低位直肠癌行结肠肛门吻合（缝合线正好位于肛门上方），或者在低位括约肌间切除率很低的情况下，切除范围包括整个内括约肌。前切除综合征还包括肛门疼痛或不适、腹泻、缺乏"适应反射"，如果直肠存在，"适应反射"就会活跃。因此，可能会出现频繁便意。此外，放疗可能会加重肛门失禁，因为肌肉组织会变得僵硬、硬化、缺乏弹性，正常功能受损。在这种情况下，可能需要进行Miles手术和结肠造口术。乙状结肠造口术可以排出成形的粪便，并且可以每隔1d灌洗1次，因此患者甚至可以不戴造口袋（外出时除外），只用一个光滑平整的盖布来遮盖造口。

## 3.2.6 慢性传输型便秘术后肛门失禁

对于任何保守疗法（泻药、灌肠等）都难以奏效的慢传输型便秘，结肠切除术和回直肠吻合术在外科治疗中仍然占有一席之地。根据一些学者的观点[13]，这往往会使患者的生活质量恶化，笔者自己就进行过大约10次这样的手术。

## 3.2.7 肛门直肠狭窄术后的肛门失禁

肛门直肠狭窄最常见的原因是Milligan-Morgan（混合痔外剥内扎）术，即外科医生在切除痔疮后没有留下足够的黏膜皮桥。有时需要进行肛门成形术，但只需定期灌洗肛门直肠即可取得良好效果[14]。

## 3.2.8 炎症性肠病术后肛门失禁

直肠切除术和回肠肛门吻合术加回肠贮袋已成为首选手术，即治疗溃疡性结肠炎和家族性腺瘤性息肉病的"金标准"。当必须切除病变的直肠时，仍可通过在回肠肛门吻合口上方建造1个回肠贮袋来保持肛门自主控便功能。不过，约有20%的患者可能会出现轻微的便秘或肛门失禁，尤其是在肛门括约肌功能会减弱的夜间。在这种情况下，生物反馈疗法是首选疗法，或者通过手术在肛管上方建造一个四环形或"W"形大容量贮液袋，也可以选择在肛门直肠环上方用吻合器进行回肠肛门吻合术，这样可以完整保留低位分辨肠内容物的组织，但可能会遗留疾病潜在的部位，成为发育不良或更糟糕的癌症。

## 3.3　肛门失禁的分类

人们提出了详细的个人评分系统来对肛门失禁的严重程度进行分类，其中最重要的评分系统如下所述。最常用的是Wexner或Cleveland诊所评分和Vaizey或St. Mark评分。此外，还应对患者的生活质量进行评估。这些肛门失禁评估一般不包括心理评估及其与其他症状的相互作用。近年来，有人尝试将性功能障碍、尿路梗阻、大便失禁、排便受阻和尿失禁纳入评估系统，并随之制作动态观察图谱，其中治疗影响图谱对称性[15]。曼彻斯特健康问卷由修改后的5个反应量表项目组成，包括与健康相关的8个生活质量（HRQoL）领域的项目，并纳入了症状严重程度量表[15]。这种分类方法的优点是简单，而且是第一种将生活质量也考虑在内的分类方法。St. Mark评分经常被使用，但不及Wexner评分[16]。

Pescatori分级法是在上述Wexner分级法和Vaizey分级法之前发布的，它沿用了Dukes结直肠癌分级法，使用A、B和C，外加1、2、3。与前两种分类法一样，如果要对两组或多组患者进行统计比较，则A为1，B为2，C为3，从而得出最终的数字评分。这种分类法也被澳大利亚结直肠外科医生定义为PIS（Pescatori失禁评分法），在Cleveland诊所评分法公布之前就已被广泛使用。Rockwood粪便失禁、生活质量量表[17]，常用于评估患者的生活质量。它由不同的量表组成，即应对–行为、抑郁–自我感觉、尴尬等。

## 参考文献

[1] Nelson R, Norton N, Cautley E, Furner S. Community-based prevalence of anal incontinence. JAMA. 1995;274(7):559–561.

[2] Sultan AH, Kamm MA, Hudson CN, et al. Anal-sphincter disruption during vaginal delivery. N Engl J Med. 1993;329(26):1905–1911.

[3] Coura MM, Silva SM, Almeida RM, et al. Is digital rectal exam reliable in grading anal sphincter defects? Arq Gastroenterol. 2016;53(4):240–245.

[4] Williams AB, Bartram CI, Halligan S, et al. Anal sphincter damage after vaginal delivery using three-dimensional endosonography. Obstet Gynecol. 2001;97(5 Pt 1):770–775.

[5] De Nardi P, Bottini C, Scucchi F, et al. Proctalgia in a patient with staples retained in the puborectalis muscle after STARR operation. Tech Coloproctol. 2007;11(4):353–356.

[6] Pescatori M, Regadas FSP, Murad Regadas SM, Zbar P. Imaging atlas of the pelvic foor and anorectal disease. New York: Springer; 2008.

[7] Jorge J, Wexner SD. Etiology and management of fecal incontinence. Dis Colon Rectum. 1993;36(1):77–97.

[8] Khubchandani IT, Reed JF. Sequelae of internal sphincterotomy for chronic fssure-in-ano. Br J Surg. 1989;76(5):431–434.

[9] Atkin GK, Martins J, Tozer P, et al. For many high anal fstulas, lay open is still a good option. Tech Coloproctol. 2011;15(2):143–150.

[10] García-Aguilar J, Davey CS, Le CT, et al. Patient satisfaction after surgical treatment for fstula-in-ano. Dis Colon Rectum. 2000;43(9):1206–1212.

[11] Brusciano L, Pescatori M, Ayabaca SM, et al. Reintervention after complicated or failed stapled hemorrhoidopexy. Dis Colon Rectum. 2004;47(11):1846–1851.

[12] Rizzo G, Pafundi DP, Sionne F, et al. Preoperative chemoradiotherapy affects postoperative outcomes and functional results in patients treated with transanal endoscopic microsurgery for rectal neoplasms. Tech Coloproctol. 2021;25(3):319–331.

[13] Pfeifer J, Agachan F, Wexner SD. Surgery for constipation: a review. Dis Colon Rectum. 1996;39(4):444–460.

[14] Crawshaw AP, Pigott L, Potter MA, Bartolo DC. A retrospective evaluation of rectal irrigation in the treatment of disorders of faecal continence. Colorectal Dis. 2004;6(3):185–190.

[15] Altomare DF, Di Lena M, Giuratrabocchetta S, et al. The three-axial perineal evaluation (TAPE) score: a new scoring system for comprehensive evaluation of pelvic foor function. Colorectal Dis. 2014;16(6):459–468.

[16] Vaizey CJ, Carapeti E, Cahill JA, Kamm MA. Prospective comparison of faecal incontinence grading systems. Gut. 1999;44(1):77–80.

[17] Rockwood TH, Church JM, Fleshman JW, et al. Faecal Incontinence Quality of Life Scale: quality of life instrument for patients with fecal incontinence. Dis Colon Rectum. 2000;43(1):9–16; discussion 16–17

（鲁俊　译）

# 第四章

# 神经功能诊断和肛门直肠测压

# 4

Filippo Pucciani

## 4.1　导言

大便失禁是指至少3个月内反复出现无法控制的粪便排出[1]。肛门失禁的特点是无法控制粪便和(或）气体的排出[2]。其病理生理学具有多种病因，包括肛门括约肌病变、直肠容积功能受损、直肠感觉受损、盆底完整性丧失、盆底神经支配受损、大脑皮层意识减弱以及粪便体积和黏稠度。所有这些改变相互结合，使不同的患者呈现出了不同的致病特征。大便失禁的诊断适用于4岁及以上的任何发育阶段的个体[1]，包括以影像学技术为基础来研究肛门括约肌和盆底的形态结构，以及以功能性仪器为基础，评估肛管直肠的神经肌肉功能。在后者中，神经功能检查和肛门直肠测压是主要使用的技术。

## 4.2　神经功能诊断

盆底肌肉和肛门外括约肌（External Anal Sphincter，EAS）主要由阴部神经（S2 ~ S4）的分支左右两侧的直肠下神经支配[3-4]。在对大便失禁患者进行神经功能诊断时，使用的检查可对这些解剖

F. Pucciani ( ✉ )
Department of Experimental and Clinical Medicine, University of Florence, Florence, Italy
e-mail: filippo.pucciani@unifi.it

© The Author(s) 2023
L. Docimo, L. Brusciano (eds.), Anal Incontinence, Updates in Surgery,
https://doi.org/10.1007/978-3-031-08392-1_4

结构进行研究，并可提供有助于确定失禁病理生理特征的数据。最近发表的1篇系统性文献综述为临床医生提供了在临床实践中使用神经生理学检查的循证建议[5]，得出的结论是：这些检查的实际临床用途尚未完全明确，因此建议在马尾和（或）延髓病变、阴部神经病变、肌肉疾病、脊髓病变和帕金森病患者出现肛门失禁时进行盆底神经生理学研究。

因此，盆底神经生理评估仅适用于肛门失禁器械检查结果为阴性且怀疑有神经系统疾病的患者。下文介绍了各项检查。

## 4.2.1 肛门肌电图

肛门外括约肌和耻骨直肠肌的肌电图（Electromyography，EMG）可测量静息、肛门自主收缩和尝试排便时肌肉动作电位的振幅和持续时间[6]。肌电图可以通过以下3种方法进行：使用针刺电极、肛周皮肤表面电极和肛管内的锥形塞。针刺电极通常对肛门区域进行分析，肛门区域被细分为4个象限，对于大便失禁的患者，针刺电极可能会发现括约肌受损的区域，这些区域会显示动作电位延长或消失。当有致密瘢痕时，这种方法也有助于绘制括约肌缺损图，因为致密瘢痕会导致肛内超声出现伪影。多相电位是神经再支配的1种表现形式[7]。针刺肌电图的使用受到检查肛门时疼痛的限制。表面电极和锥形塞技术可提供全面的肛门评估，而非肛门外括约肌各象限的评估，后两种方法无痛且更舒适。以上方法可用于肌电图生物反馈疗程。

## 4.2.2 骶骨反射

电生理骶骨反射是盆底横纹肌对会阴部皮肤、黏膜或骨盆神经电刺激的反应[8]。这些反应涉及脊髓反射弧。骶部诱发电位是在刺激阴部神经或刺激尿道或肛门皮肤后记录到的反应。刺激阴茎和阴蒂的背神经、直肠、膀胱和尿道的黏膜以及腿部远端皮肤可引起肛门外括约肌反应，以及球海绵体肌的反射反应。第1种被命名为用肛门记录的"阴部肛门反射"；第2种是"球海绵体反射"，通过同芯针电极或在阴囊下方的肌肉部位放置两个表面电极来记录。这两种反射都有传入支和传出纤维，以骶髓为反射中心。因此，阴部神经末梢运动潜伏期（Pudendal Nerve Terminal Motor Latency，PNTML）由指尖电极诱发，并由阴囊底部的另1个电极捕获。PNTML检查仅适用于分析阴部神经的传出通路，而不适用于评估整个脊髓反射弧。异常延长的PNTML可提示阴部神经病变。不过，这项检查对操作者有一定的依赖性，因为将指尖电极正确放置在阴部神经支配区域至关重要。

在大便失禁的患者中，由于阴部神经损伤导致传导减慢，阴部肛门反射的潜伏期可能会延长；在骶髓和马尾病变时，这种反射会消失，但在脊髓或脑损伤时则正常[5]。

## 4.2.3 诱发电位

体感诱发电位（Evaluation Of Somatosensory Evoked Potentials，SSEP）评估可提供有关从阴部神

经到顶叶皮层的躯体感觉传入通路完整性的信息。该检查可具体表明向大脑皮层传递的对粪便和气体的感知发生了改变。经颅磁刺激后记录的运动诱发电位（Motor Evoked Potentials，MEP）可能证明大脑皮层向盆底肌肉传输信号的缺陷。SSEP和MEP检查有助于对骶髓或马尾病变并伴有骨盆症状的患者的诊断，但在肛门失禁患者中并不常用。

# 4.3　肛门直肠测压

肛门直肠测压（Anorectal Manometry，ARM）分析控制排便机制，应用于大便失禁患者，可识别肛门括约肌无力、肛门直肠反射异常、直肠感觉障碍和直肠顺应性差等问题。

有几种系统和探头可用于进行肛门直肠测压。水灌注系统最初由Arndorfer等开发[9]，采用导管灌注由气动液压泵注入的蒸馏水，以获得0.2 ~ 0.4mL/min的稳定灌注速度。导管通道的阻塞会增加腔内压力，并对水流产生阻力。这种阻力被传感器测量，被解释为组织的顺应性，并被转换成压力值显示在屏幕上。在大便失禁患者中应用肛门直肠测压时，可达到较高的灵敏度（92.2%）和良好的特异性（86.6%）[10]。2007年，高分辨肛门直肠测压（High-resolution Arm，HRAM）被引入临床实践[11]，几年后又开发出高清三维固态肛门直肠测压（High-definition 3d Solid-state ARM，HDAM）[12]。目前，这两种技术都采用了多用途固态导管，压力值按照从绿色（最低值）到紫色（最高值）依次递增的色标表示。HDAM通过专用软件显示肛管的三维圆柱形地形模型，该模型可旋转并从各个角度观察。通过这种方法可检测出大便失禁的局灶性括约肌缺损[13]。无论采用哪种压力测量系统，记录步骤都是相同的。

肛管静息压（Anal Resting Pressure，ARP）检测肛管的基础张力：一项研究将肛管静息压的大约55%归于肛门内括约肌（Internal Anal Sphincter，IAS），15%归于肛垫，其余30%归于肛门外括约肌[14]。

最大自主收缩（Maximal Voluntary Contraction，MVC）是要求患者以最大力量收缩肛门时获得的挤压力：它反映了肛门外括约肌和耻骨直肠肌的活动。使用HRAM测量时，ARP和MVC\往往较高，肛门压力的正常范围也相对较宽。

直肠肛管抑制反射（Rectoanal Inhibitory Reflex，RAIR）是对肛门内括约肌张力的反射性抑制，被认为是取样反射的一部分。肛门内括约肌的短暂松弛可使直肠内容物与肛管上部黏膜的感觉受体接触，其中包括少量粪便或气体。通过这种方式，直肠内容物可能被大脑皮层区分，并提醒人们排气或排便[15]。通过向导管顶端的球囊充气来检测直肠感觉。冲入的气体体积不断增大，直至达到可确定的有意识的直肠敏感阈值（Conscious Rectal Sensitivity Threshold，CRST）(首次感觉的最小体积)、恒定感觉数值（Constant Sensation，CS）（有便意时的体积）和最大耐受容积（Maximal Tolerated Volume，MTV）（排便急迫感和疼痛的阈值）。最后，对直肠顺应性的监测反映了直肠壁对增大容积的张力性适应，并由不同充气容积下测得的 $\Delta P/\Delta V$ 比值决定。

　　根据美国胃肠病学会（American College of Gastroenterology，ACG）的临床指南，肛门直肠测压法值得在大便失禁患者中使用[16]。最近，国际肛门直肠生理学工作组（International Anorectal Physiology Working Group，IAPWG）发布了针对高分辨肛门直肠测压的标准化检测方案，并制订了肛门直肠功能障碍的伦敦分类法[17]。在大便失禁患者中，高分辨肛门直肠测压提供的数据可用于识别/量化肛门括约肌功能受损和直肠敏感度异常（包括敏感度过高和过低两种类型）。如上所述，肛门直肠测压可提供有关失禁机制的客观数据，并可提示大便失禁患者是哪种机制出了故障。然而，测压的结果还必须结合使用其他诊断技术评估形态学（肛门镜检查、MRI、肛管内超声检查）和功能（肛门神经电生学检查）得到的数据。

　　大便失禁患者的肛管静息压可能更低，相关的肛管张力过低通常是由于肛门内括约肌受损所致，尤其是在发生被动失禁的情况下[18]。遗憾的是，由于正常压力的范围很广，肛管静息压对失禁患者和未失禁者的鉴别能力很低。高清三维固态肛门直肠测压可用于检测肛门直肠结构异常，如括约肌缺陷、会阴下降和直肠肛管套叠。此外，括约肌缺损的客观标准可能有助于更好地选择患者进行肛门内超声检查[13]。

　　大便失禁患者的最大自主收缩常常受损：其振幅和持续时间低于健康对照组[19]，或有时会出现不适当的松弛（图4.1）。最大自主收缩受损与肛门外括约肌和耻骨直肠肌功能障碍有关，在因抑制排便失败而发生的急迫性大便失禁患者中也可发现[18]。HDAM可检测到肛门外括约肌缺损，例如，在产伤或肛门术后。如果没有肛门外括约肌缺损，则可能提示有阴部神经病变，因此应使用阴部肛门反射来诊断阴部神经损伤。

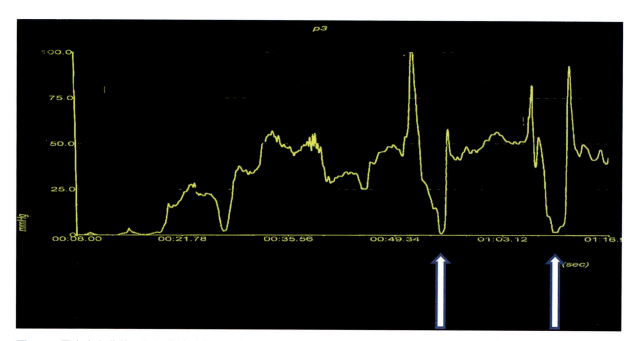

图 4.1　最大自主收缩。肛门收缩时出现自发的不适当松弛（白色箭头）

　　检查直肠肛管抑制反射是评估直肠肛管协调性的重要工具。当肛管静息压极低（<10mmHg）时，这种反射往往无法引出，因此在这种情况下无法判断反射是否存在，是正常还是受损。不过，也有一些直肠肛管抑制反射受损的报告。污粪和肛门瘙痒症患者的直肠肛管抑制反射持续时间较长[20]。特发性大便失禁患者的直肠肛管抑制反射持续时间也比对照组长[21]：反射的收缩时间延长，伴随着缓慢地恢复到基础预刺激值。这种长时间的抑制会损害排便机制。少量粪便到达受抑制的近端肛管，但远端肛门外括约肌功能较差。因此，在敏感性阈值高于RAIR阈值的情况下，可能会出现大便失禁。在超低位直肠前切除的患者中，RAIR的缺失经常被检测到[22]。这是直肠全切除的结果，如在超低位直肠前切除并行结肠肛管吻合：直肠肛管下行通路很容易中断。因此，RAIR可能消失，而且直肠的感觉-运动协调整合被破坏可能对排便控制产生负面影响。

　　肛门直肠测压的最后但并非最不重要的一步是检测直肠感觉和直肠顺应性。在糖尿病[23]或多发性硬化[24]的患者中，直肠感觉的显著变化（根据伦敦分类标准，高容量低敏感性或低容量高敏感性）可能会被检测到。对即将排便的识别能力受损可导致大便失禁。低敏感性是指当有直肠内容物存在时肛门外括约肌反射收缩减弱而发生被动性大便失禁。急迫性大便失禁时会出现高敏感性，由于直肠容受能力受损，如患有炎性疾病（溃疡性结肠炎）或直肠纤维化（放射性直肠炎）的患者，会不自主地排出少量粪便，从而导致大便失禁。

　　直肠顺应性表示直肠壁的弹性膨胀性，而最大耐受容积测量的是直肠的容纳体积。这两个值都表示直肠的容纳能力，前者在不增加直肠内压力情况下调整直肠壁张力适应内容物，后者表示直肠最大充盈容积。顺应性受损经常与低的最大耐受容积相伴，在括约肌保留术后出现[22]，这也是急迫性大便失禁的原因，而急迫性大便失禁是前切除综合征的主要症状。

　　除了诊断方面，肛门直肠测压还有助于大便失禁患者治疗方法的选择。当检测到低肛管静息压（<10mmHg）和低最大自主收缩（<40mmHg）时，选择失禁患者进行括约肌重叠成形术可能是合适的[25]。同样的临界值可确定哪些直肠脱垂患者手术修复后发生大便失禁的风险较高，并建议采用与所选手术技术相结合的括约肌矫正方法[26]。肛门直肠测压在大便失禁患者的多模式修复中也能发挥重要作用[27]。该修复方案的制定原则基于测量得到的数据。如果肛管静息压低或最大自主收缩减弱，则建议采用生物反馈和盆底会阴运动疗法。容积康复（感觉再训练）适用于直肠感觉受损和（或）顺应性受损的情况。当患者需要更好地感受肛门会阴平面并增强意识时，电刺激只是一个初始的步骤，通常的顺序是：①容积康复。②电刺激。③盆底会阴运动疗法。④生物反馈。同样的方案也用于保留括约肌手术后大便失禁患者的治疗。许多患者的Wexner失禁评分有所改善（58%），最大耐受容积和顺应性的受损与不良的康复结果有关[28]。

　　总之，肛门直肠测压是诊断大便失禁的重要工具。它不仅为我们理解失禁的病理生理学提供数据，而且有助于医生适当地调整治疗策略。

# 参考文献

[1] Rao SSC, Bharucha AE, Chiarioni G, et al. Anorectal disorders. Gastroenterology. 2016;150(6):1430–1442.e4.

[2] Sultan AH, Nugent K. Pathophysiology and nonsurgical treatment of anal incontinence. BJOG. 2004;111(Suppl 1):84–90.

[3] Grigorescu BA, Lazarou G, Olson TR, et al. Innervation of the levator ani muscles description of the nerve branches to the pubococcygeus, iliococcygeus, and puborectalis muscles. Int Urogynecol J Pelvic Floor Dysfunct. 2008;19(1):107–116.

[4] Pucciani F. Anorectal functional anatomy. In: Bellini M, editor. High resolution and high defnition anorectal manometry. New York: Springer; 2020. p. 1–10.

[5] Bianchi F, Squintani GM, Osio M, et al. Neurophysiology of the pelvic foor in clinical practice: a systematic literature review. Funct Neurol. 2017;32(4):173–193.

[6] Lei J, Nof C, Rivadeneira DE. Introduction to methods of anorectal physiology evaluation. In: Oliveira LCC, editor. Anorectal physiology. New York: Springer; 2020. p. 65–86.

[7] Podnar S, Zalewska E, Hausmanowa-Petrusewicz I. Evaluation of the complexity of motor unit potentials in anal sphincter electromyography. Clin Neurophysiol. 2005;116(4):948–956.

[8] Uher EA, Swash M, Sacral refexes. Physiology and clinical application. Dis Colon Rectum. 1998;41(9):1165–1177.

[9] Arndorfer RC, Stef JJ, Dodds WJ, et al. Improved infusion system for intraluminal esophageal manometry. Gastroenterology. 1977;73(1):23–27.

[10] Sun WM, Donnelly TC, Read NW. Utility of a combined test of anorectal manometry, electromyography, and sensation in determining the mechanism of 'idiopathic' faecal incontinence. Gut. 1992;33(6):807–813.

[11] Jones MP, Post J, Crowell MD. High-resolution manometry in the evaluation of anorectal disorders: a simultaneous comparison with a water-perfused manometry. Am J Gastroenterol. 2007;102(4):850–855.

[12] Raizada V, Bhargava V, Karsten A, Mittal RK. Functional morphology of anal sphincter complex unveiled by high defnition anal manometry and three dimensional ultrasound imaging. Neurogastroenterol Motil. 2011;23(11):1013–1019.

[13] 13. Torresan F, Mandolesi D, Bonventre S, Usai-Satta P. Differences between conventional anorectal manometry and high resolution/high defnition anorectal manometry. In: Bellini M, editor. High resolution and high defnition anorectal manometry. New York: Springer; 2020. p. 49–68.

[14] 14. Lestar B, Penninckx F, Kerremans R. The composition of anal basal pressure. An in vivo and in vitro study in man. Int J Colorectal Dis. 1989;4(2):118–122.

[15] Pucciani F, Trafeli M. Sampling refex: pathogenic role in functional defecation disorders. Tech Coloproctol. 2021;25(5):521–30.

[16] Wald A, Bharucha AE, Cosman BC, Whitehead WE. ACG clinical guideline: management of benign anorectal disorders. Am J Gastroenterol. 2014;109(8):1141–57.

[17] Carrington EV, Heinrich H, Knowles CH, et al. The International Anorectal Physiology Working Group (IAPWG) recommendations: Standardized testing protocol and the London classifcation for disorders of anorectal function. Neurogastroenterol Motil. 2020;32(1):e13679. https://doi.org/10.1111/nmo.13679.

[18] Engel AF, Kamm MA, Bartram CI, Nicholls RJ. Relationship of symptoms in fecal incontinence to specifc sphincter abnormalities. Int J Colorectal Dis. 1995;10(3):152–155.

[19] 19. Chiarioni G, Scattolini G, Bonfante F, Vantini I. Liquid stool incontinence with severe urgency: anorectal function and effective biofeedback treatment. Gut. 1993;34(11):1576–1580.

[20] Eyers AA, Thomson JP. Pruritus ani: is anal sphincter dysfunction important in aetiology? BMJ. 1979;2(6204):1549–1551.

[21] Pucciani F, Bologna A, Rottoli ML, et al. Idiopathic faecal incontinence and internal anal sphincter dysfunction: role of the rectoanal inhibitory refex. Tech Coloproctol. 1997;1(5):14–18.

[22] Pucciani F. A review on functional results of sphincter-saving surgery for rectal cancer: the anterior resection syndrome. Updat Surg. 2013;65(4):257–263.

[23] Wald A, Tunuguntia AK. Anorectal sensorimotor dysfunction in fecal incontinence and diabetes mellitus. Modifcation with biofeedback therapy. N Engl J Med. 1984;310(20):1282–1287.

[24] Caruana BJ, Wald A, Hinds JP, Eidelman BH. Anorectal sensory and motor function in neurogenic fecal incontinence. Comparison between multiple sclerosis and diabetes mellitus. Gastroenterology. 1991;100(2):465–470.

[25] Ternent CA, Shashidharan M, Blatchford GJ, et al. Transanal ultrasound and anorectal physiology fndings affecting continence after sphincteroplasty. Dis Colon Rectum. 1997;40(4):462–467.

[26] Yoshioka K, Hyland G, Keighley MR. Anorectal function after abdominal rectopexy: parameters of predictive value in identifying return of continence. Br J Surg. 1989;76(1):64–68.

[27] Pucciani F, Iozzi L, Masi A, et al. Multimodal rehabilitation for faecal incontinence: experience of an Italian centre devoted to faecal disorder rehabilitation. Tech Coloproctol. 2003;7(3):139–147.

[28] Pucciani F, Ringressi MN, Redditi S, et al. Rehabilitation of fecal incontinence after sphinctersaving surgery for rectal cancer: encouraging results. Dis Colon Rectum. 2008;51(10): 1552–1558.

（邓科　译）

# 第五章

# 超声检查在肛门失禁中的作用

# 5

Giulio A. Santoro, Patrizia Pelizzo, Ugo Grossi, Rita Cian,
Giacomo Zanus, Luigi Brusciano

## 5.1 导言

　　肛门控制力取决于几个解剖和生理结构:肛门括约肌的完整性、盆底功能、直肠扩张性、肛门直肠感觉、肛门直肠反射、完整的神经系统、心理功能、大便黏稠度和结肠运输功能。这些因素中的一个或多个异常可导致肛门失禁[1]。肛门失禁在女性中更为常见（女性：男性=3：1），据估计，70岁以上的女性中约有40%受到肛门失禁的影响。盆底功能一般通过临床表现进行评估，但近20年来，超声已成为检查女性盆腔器官脱垂、尿便失禁等排便障碍的主流诊断工具，为临床诊断结果提供了直接客观的依据[2]。肛门失禁和尿失禁都是重大的健康问题且令人尴尬，影响了2%～24%的社区居民，其中1%～2%的人以为严重影响了他们的日常活动[3]。

G. A. Santoro (✉) · P. Pelizzo · U. Grossi · R. Cian
Tertiary Referral Pelvic Floor and Incontinence Center, 2nd Surgery Unit, Regional Hospital
Ca'Foncello, Treviso, Italy
e-mail: giulioasantoro@yahoo.com; patrizia.pelizzo@aopd.veneto.it;
ugo.grossi@aulss2.veneto.it; rita.cian@aulss2.veneto.it

G. Zanus
Department of Surgery, Oncology and Gastroenterology, University of Padua, Padua, Italy
e-mail: giacomo.zanus@unipd.it

L. Brusciano
Division of General, Mini-invasive, Oncological, and Bariatric Surgery, University of Campania Luigi
Vanvitelli, Naples, Italy
e-mail: luigi.brusciano@unicampania.it

© The Author(s) 2023
L. Docimo, L. Brusciano (eds.), Anal Incontinence, Updates in Surgery,
https://doi.org/10.1007/978-3-031-08392-1_5

诊断肛门失禁的检查包括肛门直肠测压、肌电图、动态直肠造影、结肠运输试验和肛管腔内超声检查（EAUS）。

不同类型的肛门失禁是通过不同肛门直肠的基本功能检查来诊断的，它们有助于区分与脊髓损伤或括约肌病变相关的肠道功能障碍[4]。术前EAUS是评估直肠脱垂患者肛门括约肌损伤的有效工具[5]。产后括约肌缺损按照产科肛门括约肌损伤分类（OASIS）标准[6]进行分类，第6届国际失禁研讨会[7]推荐EAUS作为评估肛门括约肌完整性的金标准技术。

本章将重点介绍超声技术、肛管的正常超声解剖结构和肛门括约肌损伤的评估。

## 5.2 超声技术

超声在医学成像中是一种有用且灵活的方式，与其他方式（如常规X线或CT）相比，它通常提供额外或独特的组织特征。超声波使用高频声波。声音是由振动产生的一种机械形式的能量。人耳能听到的声波的频率在20 ~ 20 000Hz之间，而超声使用的频率更高，通常在1 ~ 30MHz之间。增加频率可以提高图像分辨率，但会降低声波对组织的穿透性。声波不存在于真空中，而且由于气体分子被广泛地分开，声波在气体中的传播效果很差[8]。换能器发射声波并接收被组织反射的声波，这些声波以灰度值（B模式）的形式显示在超声屏幕上。超声探头由5个主要部分组成：换能器晶体、匹配层、阻尼材料、换能器外壳和电缆。声像图以扇形、向量、线性或曲线的格式显示。

EAUS由1个机械式360°旋转的探头执行，频率为9 ~ 16MHz，分辨率高。新型的探头可自动获取三维图像。1个3D模型由300幅横轴二维图像组成，距离为60mm，相邻两幅图像之间的距离为0.2 ~ 0.3mm。

利用三维技术，图像可以在横断面、冠状面、矢状面和任何其他重建的斜面上实现可视化。

患者可采用截石位、俯卧位或更常见的左侧卧位。肛管前壁在截石位12点钟方向，后壁在6点钟方向。清洁灌肠可满足肛门直肠超声检查的需要。直肠腔内超声（ERUS）是通过在硬质探头顶端填充水囊，在直肠和换能器之间形成直接接触的声学界面来进行的。换能器通过直肠插入，以评估直肠的整个长度，最长可达20cm。

在超声屏幕上，图像定位前部（显示屏上方）为12点钟位置，左侧为3点钟位置，后部为6点钟位置，右侧为9点钟位置。EAUS图像采集自耻骨直肠肌（PR）上部至肛缘，探头与臀沟保持平行。EAUS也可以由线性电子高频探头执行。该探头的优点是可以通过彩色多普勒评估血管分布，通过弹性成像评估组织弹性。

弹性成像是一种较新的技术，它利用了病理过程会改变相关组织的弹性特性这一事实。超声弹性成像技术能区分结直肠腺癌和腺瘤，而炎症性肠病活动期与静止期可以基于应变比计算进行区分[9]。

它在肛门失禁中的作用仍在研究之中。

## 5.3　正常超声解剖结构

肛管长2 ~ 4cm。直肠壁固有肌的内环纤维延续成为肛管内的肛门内括约肌（IAS）。这是一种平滑肌，可观察到环状低回声。在更外部，有一个高回声层，代表联合纵肌（LM），它是直肠固有肌层外纵肌的延续。LM通过肛管延伸至括约肌间隙并植入肛门外括约肌（EAS）。在该层的更深处，肛门外括约肌呈混合环状回声，比肛门内括约肌粗但回声分界不明显[10]。

EAUS可识别肛管中段1/3处的至少6层：第1层为与塑料帽的高回声界面；第2层为低回声黏膜；第3层为高回声黏膜下层；第4层为低回声IAS；第5层为高回声LM；第6层为混合回声[11]。

在肛管的上段1/3处，可见PR肌，呈U形高回声结构。该肌肉是提肛肌（LA）的一部分，它与EAS相连。

在肛管的下1/3处，IAS不再可见，只能看到EAS的皮下部分（图5.1）。

在轴向面上，正常测量的IAS厚度为1.5 ~ 4mm，EAS厚度为7.7 ~ 8.6mm。在冠状面上，女性EAS前端长度为12 ~ 15mm，男性为2 ~ 3cm（图5.2）。

## 5.4　肛门失禁的超声诊断

在肛门失禁患者中，EAUS可以确定是否存在IAS和EAS以及PR的联合病变，或者病变是否仅累及1块肌肉。必须仔细评估并描述缺损的数量、环周方向（径向角度或几点钟方向）和纵向深度（近端、远端或全长）、是否存在瘢痕、括约肌的回声强度和厚度差异以及其他局部改变。然而，发现括约肌缺损并不一定意味着它是肛门失禁的原因。EAUS可以诊断括约肌隐匿性撕裂，据报道，33%的初产妇在阴道分娩后会出现这种情况[12]。

有不同的评分标准来对EAUS评估的括约肌损伤程度进行分类。Stark评分定义了括约肌病变的严重程度，范围从0（无缺损）到16（缺损≥180°，涉及内外括约肌的整个长度和深度）[13]。在检查过程中，重要的是要区分自然间隙（边缘光滑、规则的低回声区域，发生在肛管上部）和括约肌断裂（由于瘢痕造成的边缘不规则，失去对称性的混合回声），后者常发生在肛管上前部[14]。

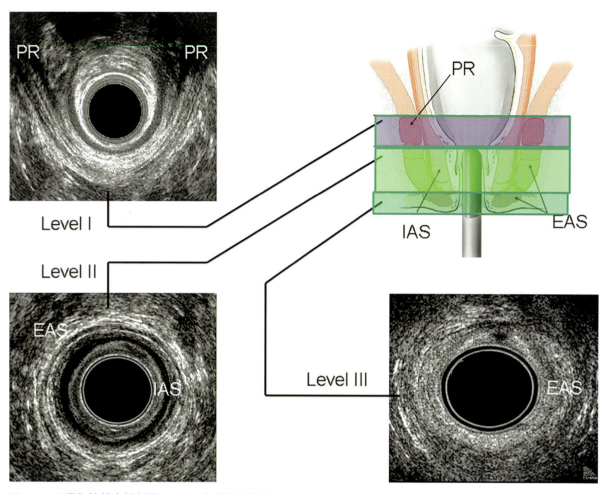

图 5.1　正常肛管超声解剖图。EAS：肛门外括约肌；IAS：肛门内括约肌；PR：耻骨直肠肌

## 5.5　肛门内括约肌病变

IAS损伤可由产科和医源性（痔疮切除术、黏膜脱垂切除术、括约肌切开术）创伤、持续的扩肛或瘘管切除术引起[15]。

IAS损伤表现为正常低回声环连续性中断，断端边缘呈高回声。与单一IAS损伤有关的肌无力具有典型的模式，即由于回缩现象导致剩余肌肉增厚（"半月征"）（图5.3）。痔切除术后IAS病变表现为痔丛部位的多发缺损。与OASIS相关的肛门失禁通常与EAS和IAS的缺陷相关，很少单独与IAS相关。尽管IAS厚度随年龄增长而增加，但厚度大于4mm可能是疾病的征兆[16-17]。

EAUS也用于手术过程中注射药物或假体的正确定位，以治疗肛门失禁。并在术后评估复发患者的假体脱位情况（图5.4）。EAUS还有助于在括约肌间瘘的瘘管切开术中量化IAS的切开范围[18]。

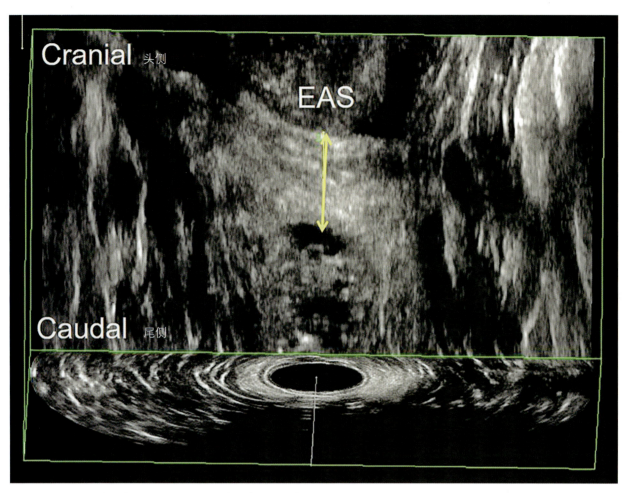

图 5.2　通过 3D 腔内超声测量外括约肌（EAS）。这名女性的正常厚度为 14mm

图 5.3　肛门内括约肌损伤（"半月征"）

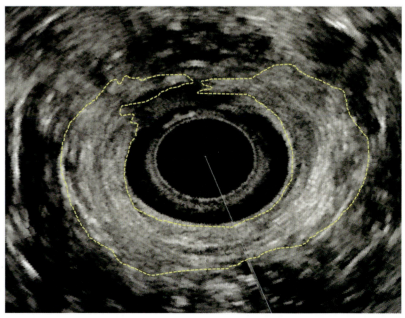

图 5.4 重度肛门失禁患者在括约肌间放置假体

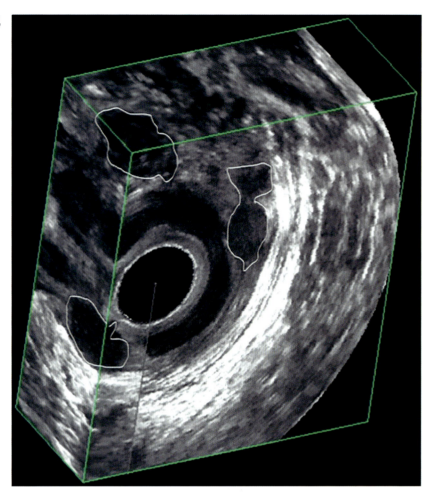

## 5.6 肛门外括约肌病变

OASIS是由分娩过程中的骨盆创伤引起的，会增加产后即刻或日后罹患肛门失禁的风险。其发病率被低估了。产后60d进行的EAUS被认为是诊断OASIS的金标准方法。它能够检测出4% ~ 8.5%的经产妇和27% ~ 35%的初产妇括约肌损伤[19]。

OASIS的严重程度可分为4级，它们总是涉及通过肛管水平线前方的括约肌。在大多数情况下，EAS的前部仅有一处断裂（EAS厚度<50%为OASIS 3a；或>50%/全厚为OASIS 3b）。EAS和IAS合并缺损定义为OASIS 3c。在4级OASIS中，肛门黏膜也受到破坏（图5.5）。在超声检查中，会阴横肌的病变表现为在EAS前方不对称区形成瘢痕。在肛管中部的括约肌复合体的联合缺陷被视为EAS和IAS常规连续性的破坏。大多数损伤从90°扩展到180°。IAS损伤可能会出现"橡皮筋效应"，这是括约肌缺损的典型表现[20]。在超声检查中，EAS病变表现为横纹肌环状高回声范围内出现低回声缺损。

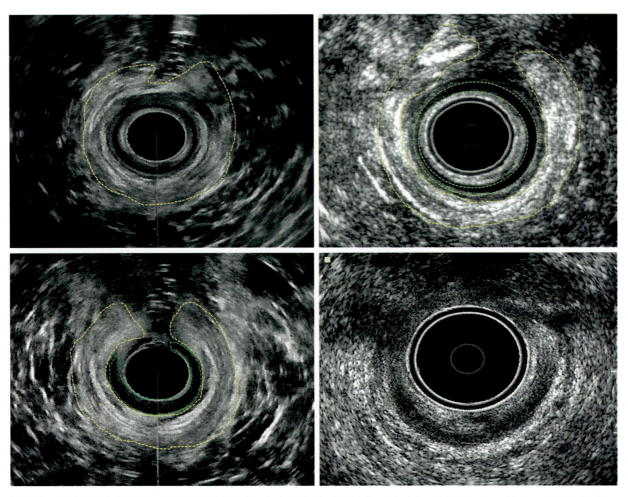

图 5.5　产科肛门内超声检查中肛门括约肌损伤（OASIS）的不同等级：（左上）OASIS 3a 级；（右上）OASIS 3b 级；（左下）OASIS 3c 级；（右下）OASIS 4 级

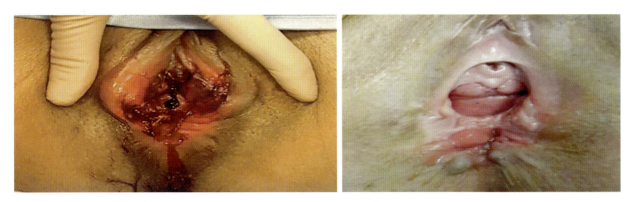

图 5.6　4 级产科肛门括约肌损伤：早期病变（左）；6 个月后瘢痕形成（右）

图 5.7 产科肛门括约肌 3c 级损伤经修补后外括约肌和内括约肌的残余缺陷

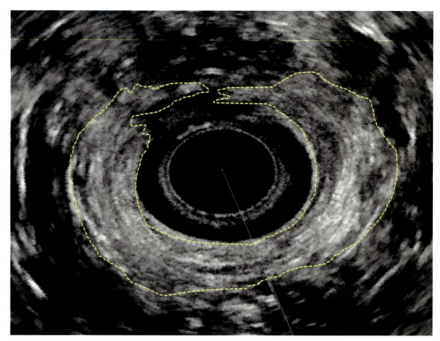

在组织再生过程中，EAS的边界不清晰，无法确定该肌肉的萎缩程度（图5.6）。脂肪替代和肌纤维缺失会降低EAS外部界面的清晰度[21]。然而，使用体积渲染模式和3D-EAUS可以通过增强肌肉纤维和脂肪组织的强度数据来评估EAS萎缩情况[22]。

许多研究报告称，OASIS立即进行初级修复后效果良好，妇女的生活质量得到改善，肛门失禁的症状也有所减轻[23]。目前，还没有产后途径研究来评估与产科括约肌损伤相关的肛门失禁[24]。

Sioutis等[24]报告称，3D-EAUS未显示任何损伤的产妇中，有7%病例被临床高估成了OASIS。年龄较大的人群肛门失禁发病较晚，可能与产后未诊断出的肛门括约肌缺陷有关[25]。

3D-EAUS可用于监测括约肌成形术后的效果并检测任何残余损伤，从而帮助处理后续妊娠（图5.7）。根据Fitzpatrick等的研究[26]，OASIS修复后出现肛门失禁的妇女必须转诊进行EAUS评估。

此外，Soerensen等[27]发现EAS厚度与OASIS修复后尿失禁症状的复发有关（图5.8）。

## 5.7 耻骨直肠肌病变

阴道内超声（EVUS）和经会阴超声（TPUS）是检查LA和PR肌肉的最佳方法，因为这些方法可以观察到肌肉与耻骨下支的连接。EAUS仍是评估EAS和IAS的最佳技术，但只能显示PR的后外侧。

图 5.8　一名产后行括约肌修补术后有肛门失禁复发症状的妇女前外括约肌缺损减少的厚度（4mm）

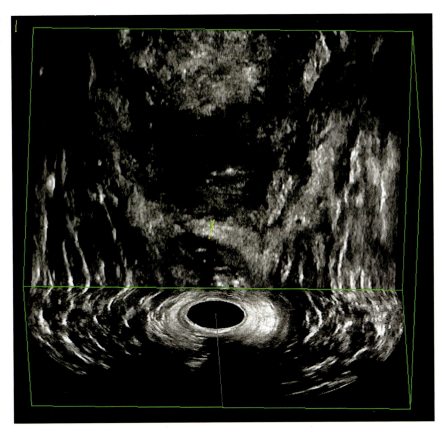

LA的拉伸创伤最初与血肿和水肿的形成有关。随后，肌肉纤维被瘢痕组织或纤维化取代。通过使用TPUS，Van de Waarsenburg等证实血肿在LA的背景下表现为低密度或无回声区，而疤痕组织则表现为混合或高回声区[28]。

通过3D-EAUS可以观察到PR的病变，表现为肌肉的1个或2个分支厚度减少或完全缺失。

总之，3D-EAUS是评估与肛门失禁相关括约肌损伤的金标准检查[29]。然而，它并不能提供有关EAS萎缩的最佳信息，而EAS萎缩最好通过肛内MRI进行评估[30]。EVUS和TPUS可以提供有关盆底肌肉和提肛肌缺损破坏的更多信息[31]。

# 参考文献

[1] Haylen BT, de Ridder D, Freeman RM, et al. An International Urogynecological Association (IUGA)/International Continence Society (ICS) joint report on the terminology for female pelvic foor dysfunction. Int Urogynecology J. 2010;21(1):5–26.

[2] Vellucci F, Regini C, Barbanti C, Luisi S. Pelvic foor evaluation with transperineal ultrasound: a new approach. Minerva Gine-

col. 2018;70(1):58–68.

[3] Farage MA, Miller KW, Berardesca E, Maibach HI. Psychosocial and societal burden of incontinence in the aged population: a review. Arch Gynecol Obstet. 2008;277(4):285–290.

[4] Santoro GA, Wieczorek AP, Sultan AH. Pelvic foor disorders. A multidisciplinary textbook. 2nd ed. New York: Springer; 2020.

[5] Emile SH, Youssef M, Thabet W, et al. Role of endoanal ultrasonography in grading anal sphincter integrity in rectal prolapse and in predicting improvement in the continence state after surgical treatment. Surg Laparosc Endosc Percutan Tech. 2020;30(1):62–68.

[6] Tejedor P, Plaza J, Bodega-Quiroga I, et al. The role of three-dimensional endoanal ultrasound on diagnosis and classifcation of sphincter defects after childbirth. J Surg Res. 2019;244:382–388.

[7] Abrams P, Cardozo L, Wagg A, Wein A, editors. Incontinence (Volume 1). 6th ed. Bristol, UK: International Continence Society; 2017.

[8] Tole NM, Ostensen H, World Health Organization. Diagnostic Imaging and Laboratory Technology Team. Basic physics of ultrasonic imaging. Geneva: World Health Organization; 2005. https://apps.who.int/iris/handle/10665/43179. Accessed 24 Nov 2021

[9] Cârţână ET, Gheonea DI, Săftoiu A. Advances in endoscopic ultrasound imaging of colorectal diseases. World J Gastroenterol. 2016;22(5):1756–1766.

[10] Bartram CI, Frudinger A. Handbook of anal endosonography. Petersfeld: Wrightson Biomedical; 1997.

[11] Bennett AE. Correlative anatomy of the anus and rectum. Semin Ultrasound CT MR. 2008;29(6):400–408.

[12] Abramowitz L, Sobhani I, Ganansia R, et al. Are sphincter defects the cause of anal incontinence after vaginal delivery? Results of a prospective study. Dis Colon Rectum. 2000;43(5):590–6; discussion 596–598

[13] Starck M, Bohe M, Valentin L. Results of endosonographic imaging of the anal sphincter 2-7 days after primary repair of third- or fourth-degree obstetric sphincter tears. Ultrasound Obstet Gynecol. 2003;22(6):609–615.

[14] Sultan AH, Kamm MA, Hudson CN, et al. Anal-sphincter disruption during vaginal delivery. N Engl J Med. 1993;329(26):1905–1911.

[15] Speakman CT, Burnett SJ, Kamm MA, Bartram CI. Sphincter injury after anal dilatation demonstrated by anal endosonography. Br J Surg. 1991;78(12):1429–1430.

[16] Vaizey CJ, Kamm MA, Bartram CI. Primary degeneration of the internal anal sphincter as a cause of passive faecal incontinence. Lancet. 1997;349(9052):612–615.

[17] Frudinger A, Halligan S, Bartram CI, et al. Female anal sphincter: age-related differences in asymptomatic volunteers with high-frequency endoanal US. Radiology. 2002;224(2):417–423.

[18] Kołodziejczak M, Santoro GA, Obcowska A, et al. Three-dimensional endoanal ultrasound is accurate and reproducible in determining type and height of anal fstulas. Colorectal Dis. 2017;19(4):378–384.

[19] Harvey MA, Pierce M, Alter JEW, et al. Obstetrical anal sphincter injuries (OASIS): prevention, recognition, and repair. J Obstet Gynaecol Can. 2015;37(12):1131–1148.

[20] Sakse A, Secher NJ, Ottesen M, Starck M. Defects on endoanal ultrasound and anal incontinence after primary repair of fourth-degree anal sphincter rupture: a study of the anal sphincter complex and puborectal muscle. Ultrasound Obstet Gynecol. 2009;34(6):693–698.

[21] Cazemier M, Terra MP, Stoker J, et al. Atrophy and defects detection of the external anal sphincter: comparison between three-dimensional anal endosonography and endoanal magnetic resonance imaging. Dis Colon Rectum. 2006;49(1):20–27.

[22] Stoker J, Rociu E, Zwamborn AW, et al. Endoluminal MR imaging of the rectum and anus: technique, applications, and pitfalls. Radiographics. 1999;19(2):383–398.

[23] Walsh KA, Grivell RM. Use of endoanal ultrasound for reducing the risk of complications related to anal sphincter injury after vaginal birth. Cochrane Database Syst Rev. 2015;10:CD010826.

[24] Sioutis D, Thakar R, Sultan AH. Overdiagnosis and rising rate of obstetric anal sphincter injuries (OASIS): time for reappraisal.

Ultrasound Obstet Gynecol. 2017;50(5):642–647.

[25] Sultan AH, Kamm MA, Talbot IC, et al. Anal endosonography for identifying external sphincter defects confrmed histologically. Br J Surg. 1994;81(3):463–465.

[26] Fitzpatrick M, Cassidy M, Barassaud ML, et al. Does anal sphincter injury preclude subsequent vaginal delivery? Eur J Obstet Gynecol Reprod Biol. 2016;198:30–34.

[27] Soerensen MM, Pedersen BG, Santoro GA, et al. Long-term function and morphology of the anal sphincters and the pelvic foor after primary repair of obstetric anal sphincter injury. Colorectal Dis. 2014;16(10):O347–355.

[28] Van de Waarsenburg MK, van der Vaart CH, Withagen MIJ. Structural changes in puborectalis muscle after vaginal delivery. Ultrasound Obstet Gynecol. 2019;53(2):256–261.

[29] Sentovich SM, Wong WD, Blatchford GJ. Accuracy and reliability of transanal ultrasound for anterior anal sphincter injury. Dis Colon Rectum. 1998;41(8):1000–1004.

[30] West RL, Dwarkasing S, Briel JW, et al. Can three-dimensional endoanal ultrasonography detect external anal sphincter atrophy? A comparison with endoanal magnetic resonance imaging. Int J Colorectal Dis. 2005;20(4):328–33.

[31] Santoro GA, Wieczorek AP, Dietz HP, et al. State of the art: an integrated approach to pelvic floor ultrasonography. Ultrasound Obstet Gynecol. 2011;37(4):381–96.

（王鞞　沈杰　译）

# 第六章

# 大便失禁的横断面成像

**6**

Alfonso Reginelli, Mariateresa Del Canto,
Valentina Caliendo, Silvia Iovine, Ferdinando Schettino,
Fabrizio Urraro, Salvatore Cappabianca, and Roberto Grassi

## 6.1 导言

　　大便失禁受多种因素共同影响。这些因素包括：粪便成分、肠道蠕动和充盈感觉等肠道功能因素以及与直肠、肛管和括约肌解剖结构相关的形态学因素[1]。许多原因都可能打破上述两个或多个因素之间的平衡，从而导致大便失禁。因此，必须全面评估每一个因素，以了解大便失禁的成因，并选择最合适的治疗方案。可以是药物治疗、外科手术或两者结合[2]。最常见的原因包括括约肌复合体创伤性（分娩、外科手术）缺损、骨盆神经功能障碍和直肠脱垂。女性大便失禁最常见的原因是分娩，多数伴有括约肌纤维损伤[3]。直肠指检是大便失禁患者临床评估的第一步，初步定性评估静息状态和收缩时的外括约肌张力。接下来，可以通过肛门压力测定、肌电图和阴部神经末梢运动潜伏期实验对

A. Reginelli (✉) · M. Del Canto · V. Caliendo · S. Iovine · F. Schettino · F. Urraro ·
S. Cappabianca · R. Grassi
Radiology Unit, Department of Precision Medicine,
University of Campania Luigi Vanvitelli, Naples, Italy
e-mail: alfonso.reginelli@unicampania.it; mariateresa.delcanto.9@gmail.com;
vale.caliendo@gmail.com; silviaiovine@hotmail.it; fer.schet@gmail.com;
fabriziourraro@libero.it; salvatore.cappabianca@unicampania.it;
roberto.grassi@unicampania.it

© The Author(s) 2023
L. Docimo, L. Brusciano (eds.), Anal Incontinence, Updates in Surgery,
https://doi.org/10.1007/978-3-031-08392-1_6

括约肌的功能进行测试[4]。最后，影像学检查对于大便失禁相关解剖结构的形态学评估和排便行为功能异常的评估至关重要。肛门内超声检查（EAUS）的地位已在临床实践中得到巩固，外科医生通常在体检时进行该项检查[5]。此外，X线和磁共振排便造影技术结合高空间分辨率，既可以详细评估与失禁发生相关的所有结构，也可以进行功能评估，以确定最合适的治疗方案[6]。

# 6.2　成像技术

## 6.2.1　X线排便造影

X线排便造影是一种评价生理坐位下排便动作的经济有效的成像技术[7]。

### 6.2.1.1　检查过程

先用高密度的硫酸钡糊剂充盈直肠壶腹部，一般量为150 ~ 200mL。有时还需要注入相同糊剂45mL充盈阴道，并注入400mL碘造影剂充盈膀胱。为了显示肠道，检查前1h口服200mL含60%硫酸钡造影剂。

患者坐在透射性支架上，以评估生理坐姿下的排便动作。首先拍摄前后位和左右侧位的静息状态片，然后拍摄紧缩、用力和排便等动态时相，一般在左右侧位成像。最后在排便后再拍摄1次。

### 6.2.1.2　图像分析

分析的重点是评估3个特定标志点（肛门直肠交界处、阴道后穹隆和膀胱底）与2个坐骨结节之间参考线的位置。

### 6.2.1.3　影像学表现

由于空间分辨率较低，X线排便造影难以显示肛管和括约肌的轻微异常，只能间接反映粪便失禁的征象。最重要的表现[8]包括：

（1）钡剂渗漏，反映患者无法保持造影剂。

（2）钡糊充盈使肛管扩张，静息期肛管壁不紧贴，平均横向直径≥10mm。

（3）直肠过度扩张，最大横径>7.5cm。

（4）肛括约肌收缩无力导致无效收缩。

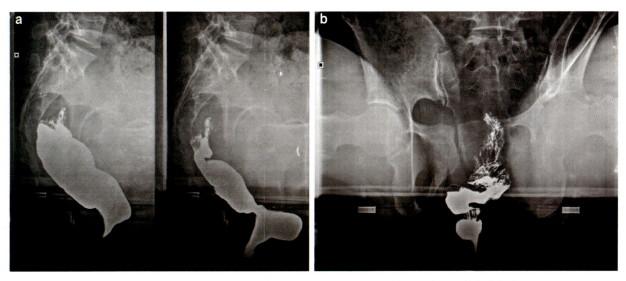

图 6.1　排空期（a）和排空后（b）的 X 线排便造影。图像显示存在直肠前裂，造影剂未完全排出

（5）静息时肛门直肠角>116°，提示耻骨直肠肌张力降低。

（6）直肠脱垂，肛直肠连线低于坐骨结节连线>4cm。

（7）直肠肛门肠套叠，表现为延伸至肛管的环形充盈缺损。

（8）前壁直肠脱垂，直肠前壁突出超过自肛管前缘向上绘制的参考线>3cm（图6.1）。

## 6.2.2　磁共振排便造影

MRI可提供肛管、括约肌及相关肌肉和韧带的详细解剖表现，也可以动态评估排便过程[8-10]。与X线相比，MRI可以更准确评价解剖因素和功能异常[11,12]。MRI没有电离辐射，测量结果更准确可靠[13]。缺点是患者检查时呈卧位，不能很好地反映生理状态[14]

### 6.2.2.1　检查过程

患者的依从性是检查成功的关键。应使用注射器经过肛门注入150mL的超声凝胶充盈直肠。还应再向阴道注入30 ~ 50mL，以充分显示直肠脱垂的关键标志物—阴道后穹隆[15]。

MRI检查首先进行大视野的T1加权（T1W）定位扫描，识别包括耻骨联合、膀胱颈、阴道、直肠和尾骨的矢状面中线切面。然后进行矢状面和轴向面的T2加权（T2W）快速自旋回波序列扫描。T2加权静息状态序列可以准确显示肌肉结构和支撑韧带，反映肌筋膜的不对称、缺损、增厚或变薄以及轮廓的不规则性，也可以显示括约肌和耻骨直肠肌的生理性厚度和完整性[16]。随后在静息、收缩、用力和排便时相获取T2加权动态序列（TRUE FISP、FIESTA、B-FFE），以确定盆腔脏器位置变化并检测会阴下降和盆腔脱垂。

## 6.2.3　肛管磁共振解剖学

肛管是大肠的末端部分，位于下面的肛缘和上面的直肠之间。其上限是肛门直肠交界处（ARJ），其中耻骨直肠肌向后形成U形吊带[17]。MR成像显示，从ARJ到皮下肛门外括约肌（EAS）尾端的肛管平均长度约为4.4cm。齿状（梳状）线标志着柱状上皮（肠黏膜）和鳞状上皮之间的过渡，但在MR中无法区分[16]。

肛管呈圆柱形，有黏膜、黏膜下层和肌肉3层壁。肌肉层由内层肛门内括约肌（IAS）和外层肛门外括约肌（EAS）组成[18]。在T2W图像上，IAS在轴向平面中显示为中度高信号圆形平滑肌层，在冠状平面中显示为纵向带，平均厚度为3.5mm。类似地，EAS复合体表现为低信号圆形骨骼肌层，平均厚度为4mm（图6.2）[18-19]。

EAS综合体由3个部分组成（图6.3）：

（1）围绕肛管上部并与耻骨直肠肌吊带融合的深层部分。

（2）围绕整个肛管并向后延续肛尾韧带的浅表部分。

（3）皮下部分，即最外层，围绕肛周皮肤下方的IAS下侧。

在IAS和EAS之间可见T2W高信号的括约肌间隙。在肛管中段（外括约肌的两半连接处）拍摄的图像可对这些对应部位进行最佳解剖评估。

正中矢状面有助于描绘支撑结构，尤其是后方连接外括约肌和尾骨的尾骨韧带，以及前方支撑EAS复合体的耻骨直肠肌和球海绵体肌[20]。

## 6.2.4　形态学诊断标准

在MR成像中，大便失禁的形态学发现主要涉及括约肌复合体，特别是括约肌环内部和外部的缺陷或萎缩的存在。

括约肌缺损的定义为肌环至少30°的不连续性（孤立型或复合型的IAS和EAS解剖缺陷）（图6.4）。在MR成像中，由于肌纤维被纤维组织替代，表现为肌肉环的低信号变形[21]（图6.5）。

大便失禁可能是由于分娩时对括约肌破坏引起的[22]。肛门括约肌萎缩与阴部神经病变之间存在相关性，前者可在没有任何证据表明在括约肌复合体内存在疾病时即可导致迟发性失禁，而后者则是阴道分娩拉伸时容易出现的情况[23]（图6.6）。更关键的是，阴部神经是肛门直肠区域的主要神经，它提供了感觉和运动神经支配[24]。

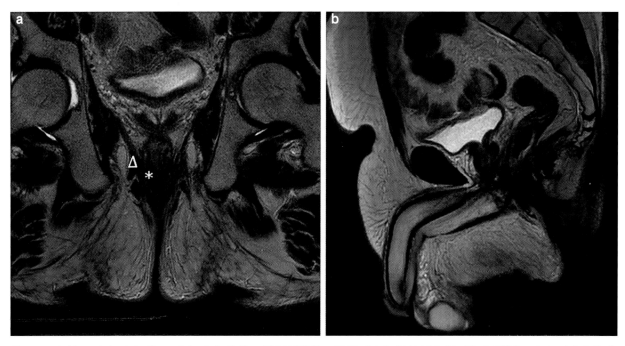

图 6.2　冠状面（a）和矢状面（b）上肛管的正常解剖结构。外层对应肛门外括约肌（箭头所指），内层对应肛门内括约肌（星号所指）。括约肌间隙显示为中间一条高张力的细线

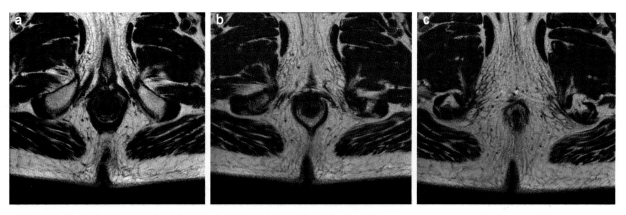

图 6.3　肛管长轴、深层（a）、浅层（b）和皮下平面（c）的解剖图

　　阴道分娩、神经系统疾病和糖尿病可能引起肛门外括约肌变性，导致肌纤维损失和脂肪浸润和（或）肛门感觉丧失，导致大便失禁[25]。

　　肛门括约肌萎缩是一种因括约肌环严重变薄而持续的病症，可导致被动性大便失禁。当涉及 IAS 时，萎缩意味着肌肉退化特点为厚度<2mm。而 EAS 萎缩可能表明括约肌严重变薄或有一致规律的变化，骨骼肌纤维被脂肪替代。

图 6.4 轴向 T2W 脂肪饱和序列显示
肛门外括约肌后部病变（星号）

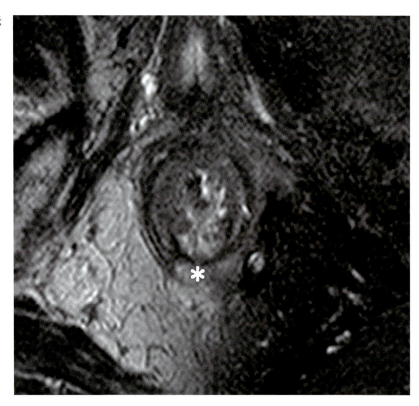

图 6.5 轴向 T2W 序列：与纤维
瘢痕组织相关的低信号区域，可
在 11 点钟方向的肛门内括约肌背
景下识别（星号）

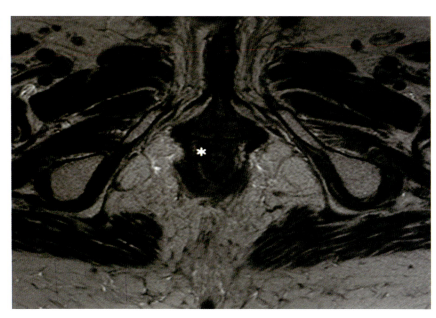

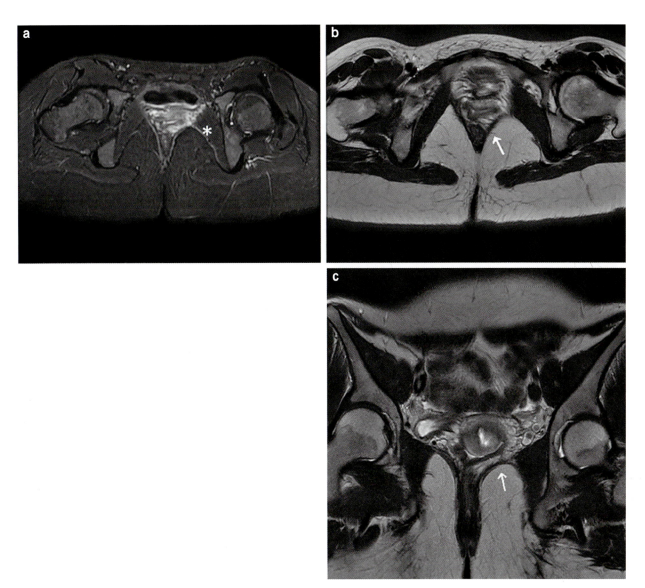

**图 6.6** 左侧阴部神经（a，星号）信号强度增高，厚度增加，导致耻骨直肠吊带不对称（b 和 c，箭头）

EAS萎缩可以使用Terra等提出的分级系统进行分层[25]。该分数考虑了EAS的脂肪含量百分比和剩余EAS面积的测量值：

（1）无萎缩：括约肌不会变薄或被脂肪替代。

（2）轻度萎缩：<50%括约肌变薄或被脂肪替代。

（3）严重萎缩：括约肌变薄或被脂肪替代≥50%。

大便失禁的表现与正确诊断肛门括约肌萎缩这两者的临床相关性很高，因为萎缩是继发性括约肌修复结果的阴性预测因素。

## 6.2.5 功能诊断标准

在动态MR采集中，骨盆底显示出2cm的生理性头尾偏移。当通过MR成像评估盆底功能时，最相关的解剖标志是耻骨尾骨线（PCL），它在耻骨联合下缘和尾骨上限之间。

在没有骨盆脱垂的患者中，当用力和排空阶段，于膀胱基底、阴道上1/3（阴道后穹隆）和ARJ位于PCL上方[14]。

当收缩时，骨盆器官会向上移位，距离PCL 1～2cm。在用力和排空时，与静止姿势相比，盆腔器官会向下移位，距离PCL 2～3cm[15]。

以下章节描述了大便失禁中最常见的功能性MR结果。

### 6.2.5.1 直肠脱垂

根据排便时PCL与脱垂器官最低点的距离，将直肠脱垂分级为：

（1）轻微：如果距离<3cm（Baden-Walker 1～2级）。

（2）中等：如果距离在3～6cm（Baden-Walker 3级）。

（3）严重：如果距离>6cm（Baden-Walker 3～4级）。

### 6.2.5.2 直肠前突

直肠前突是肛门直肠区域的解剖缺陷，表现为阴道后壁内直肠前壁膨出。

直肠前突可分为3种不同程度：

（1）1级：最大凸度点距ARJ轴最多2cm（非病理性）。

（2）2级：最大凸度点距ARJ轴2～4cm。

（3）3级：最大凸度点距离ARJ轴>4cm。

### 6.2.5.3 直肠套叠

直肠套叠被定义为直肠壁内陷到直肠腔内，起初，它可能仅位于一侧，称为直肠壁倒转[26]。直肠肛门套叠分为：

（1）直肠内，当内陷仅限于直肠时。

（2）肛门内或脱肛（如果延伸到肛管）。

（3）当延伸超出肛门括约肌时，称为肛门外。

# 6.3　结论

磁共振排便造影和三维肛门内超声（EAUS）是描述可能导致大便失禁的肛门括约肌形态变化的有用技术。

EAUS通常是首先进行的成像检查，因为它提供了有关可能受损的括约肌形态的信息[27]。

在选择进行括约肌成形术的患者时，进行MR成像以检测EAUS无法识别的肛门括约肌复合体的萎缩和脂肪替代区域[28]。MR排便造影还可以提供额外的功能信息并描述与大便失禁相关的异常，例如盆腔器官脱垂、直肠肛门套叠、直肠前突、盆底无力和阴部神经病变[29]。术前EAUS和MR成像期间测量的括约肌厚度可能是手术结果的潜在预测因素。在术后环境中进行EAUS还可以描述任何残留的括约肌缺损。简而言之，MR成像适合作为术前评估的推荐成像技术，而EAUS是术后评估的首选。

最后，尽管X线排便造影的目前用处有限，主要是由于辐射防护问题，但该技术在某些特定情况下仍然有用，它可以显示出粪便溢出失禁和（或）过度活动、直肠壶腹不顺应等情况。

# 参考文献

[1] Rao SSC. Pathophysiology of Adult Fecal Incontinence. Gastroenterology. 2004;126(1):14–22.

[2] Reginelli A, Mandato Y, Russo A, et al. Morphological rectal alterations following STARR performed for obstructed defecation syndrome. BMC Geriatr. 2011;11(Suppl 1):A51. https://dop.org/10.1186/1471-2318-11-S1-A51.

[3] Sultan AH, Kamm MA, Bartram CI, Hudson CN. Anal sphincter trauma during instrumental delivery. Int J Gynecol Obstet. 1993;43(3):263–270.

[4] Cho HM. Anorectal physiology: Test and clinical application. J Korean Soc Coloproctol. 2010;26(5):311–315.

[5] Rociu E, Stoker J, Eijkemans MJC, et al. Fecal incontinence: Endoanal US versus endoanal MR imaging. Radiology. 1999;212(2):453–458.

[6] Hetzer FH, Andreisek G, Tsagari C, et al. MR defecography in patients with fecal incontinence: Imaging fndings and their effect on surgical management. Radiology. 2006;240(2):449–457.

[7] Kelvin M, Maglinte DT, Hornback A, Benson JT. Pelvic prolapse: assessment with evacuation proctography (defecography). Radiology. 1992;184(2):547–551.

[8] Piloni V, Ghiselli R. Practical imaging of faecal incontinence: the eyes of science. In: Fecal incontinence – Causes, Management and Outcome. London, UK: IntechOpen; 2014. https:// www.intechopen.com/chapters/46257. Accessed 24 Nov 2021.

[9] Reginelli A, Vacca G, Giovine S, et al. MRI of perianal fstulas in Crohn's disease. Acta Biomed. 2020;91(8-S):27–33.

[10] Iacobellis F, Reginelli A, Berritto D, et al. Pelvic foor dysfunctions: how to image patients? Jpn J Radiol. 2020;38(1):47–63.

[11] Reginelli A, Di Grezia G, Gatta G, et al. Role of conventional radiology and MRi defecography of pelvic foor hernias. BMC Surg. 2013;13(Suppl. 2):S53. https://doi. org/10.1186/1471-2482-13-S2-S53.

[12] Balcı S, Onur MR, Karaosmanoğlu AD, et al. MRI evaluation of anal and perianal diseases. Diagnostic Interv Radiol.

2019;25(1):21–27.

[13] Pescatori M, Regadas FSP, Regadas SMM, Zbar AP, editors. Imaging atlas of the pelvic foor and anorectal diseases. New York: Springer; 2008.

[14] Melchior C, Bridoux V, Touchais O, et al. MRI defaecography in patients with faecal incontinence. Colorectal Dis. 2015;17(3):O62–69.

[15] Colaiacomo MC, Masselli G, Polettini E, et al. Dynamic MR imaging of the pelvic foor: A pictorial review. Radiographics. 2009;29(3):e35. https://doi.org/10.1148/rg.e35.

[16] DeSouza NM, Kmiot WA, Puni R, et al. High resolution magnetic resonance imaging of the anal sphincter using an internal coil. Gut. 1995;37(2):284–287.

[17] Erden A. MRI of anal canal: normal anatomy, imaging protocol, and perianal fstulas: Part 1. Abdom Radiol. 2018;43(6):1334–1352.

[18] Hussain SM, Stoker J, Laméris JS. Anal sphincter complex: Endoanal MR imaging of normal anatomy. Radiology. 1995;197(3):671–677.

[19] Briel JW, Stoker J, Rociu E, et al. External anal sphincter atrophy on endoanal magnetic resonance imaging adversely affects continence after sphincteroplasty. Br J Surg. 1999;86(10):1322–1327.

[20] Granata V, Fusco R, Reginelli A, et al. Radiological assessment of anal cancer: an overview and update. Infect Agent Cancer. 2016;11:52. https://doi.org/10.1186/s13027-016-0100-y.

[21] Rociu E, Stoker J, Zwamborn AW, Laméris JS. Endoanal MR imaging of the anal sphincter in fecal incontinence. Radiographics. 1999;19(Suppl 1):171–177.

[22] Chin K. Obstetrics and fecal incontinence. Clin Colon Rectal Surg. 2014;27(3):110–112.

[23] Dobben AC, Terra MP, Slors JFM, et al. External anal sphincter defects in patients with fecal incontinence: comparison of endoanal MR imaging and endoanal US. Radiology. 2007;242(2):463–471.

[24] Filler AG. Diagnosis and treatment of pudendal nerve entrapment syndrome subtypes: imaging, injections, and minimal access surgery. Neurosurg Focus. 2009;26(2):1–14.

[25] Terra MP, Beets-Tan RGH, Van Der Hulst VPM, et al. MRI in evaluating atrophy of the external anal sphincter in patients with fecal incontinence. Am J Roentgenol. 2006;187(4):991–999.

[26] Collinson R, Cunningham C, D'Costa H, Lindsey I. Rectal intussusception and unexplained faecal incontinence: Findings of a proctographic study. Colorectal Dis. 2009;11(1):77–83.

[27] Reginelli A, Granata V, Fusco R, et al. Diagnostic performance of magnetic resonance imaging and 3D endoanal ultrasound in detection, staging and assessment post treatment, in anal cancer. Oncotarget. 2017;8(14):22980–2290.

[28] Dobben AC, Felt-Bersma RJF, Ten Kate FJW, Stoker J. Cross-sectional imaging of the anal sphincter in fecal incontinence. Am J Roentgenol. 2008;190(3):671–682.

[29] Fuchsjäger MH, Maier AG. Imaging fecal incontinence. Eur J Radiol. 2003;47(2):108–116.

（赵逸斌　杨政道　译）

# 第三部分　治疗

PARTIII　TREATMENT

# 第七章

# 医疗管理和辅助/卫生措施

**7**

Roberto Dino Villani, Daniela Di Nicola

## 7.1　导言

　　导致大便失禁的原因有很多，通常是由多种因素造成的。这就需要根据不同的病因采取不同的治疗方法。医学治疗，尤其是卫生支持应该是第一步，其为随后采用的不同手术和康复治疗提供支持。

　　由于成人大便失禁会造成不适，对生活质量产生负面影响，并导致尴尬和社交孤立的局面，因此患者一旦就医，就应该立即制定保守治疗方案。

　　治疗一开始，就要改变患者的生活方式，减少引发/加重症状的食物的摄入，并使用止泻药/增稠剂。此外，还应为患者量身定制治疗方案，根据失禁的原因、患者的年龄和一般健康状况，以及失禁对生活质量的影响，考虑选择一种或多种的治疗方案。遗憾的是，患者很少主动和（或）公开提及大便失禁的症状，他们经常在症状出现了很长一段时间或病情恶化后才向我们求助。

　　因此，在可能的情况下，最重要的是尽快确定根本原因，并制订相应的治疗计划。

　　一个关键的决定性因素是患者近期和既往病史，如既往手术史、正在进行的药物治疗、可能的不耐受症、过敏和合并症。在医学文献中可以找到一些病史问卷，这些问卷有助于对大便失禁程度及对患者的生活质量的影响进行分类。

R. D. Villani (✉) · D. Di Nicola
Proctology and Pelvic Floor Unit, Sassuolo Hospital, Sassuolo (Modena), Italy
e-mail: robertodino.villani@gmail.com; d.dinicola@ospedalesassuolo.it

© The Author(s) 2023
L. Docimo, L. Brusciano (eds.), Anal Incontinence, Updates in Surgery,
https://doi.org/10.1007/978-3-031-08392-1_7

一旦确诊，就可以开始进行治疗。这必须包括适当的卫生和饮食教育，必要时结合药物治疗。饮食建议将在本书的另一章中进行讨论，而药物治疗的建议将在下文中讨论。

在治疗的后期阶段，将根据患者对第一种方法的反应，考虑盆底康复技术、患者对器械使用的教育以及经肛门灌洗的管理。这些方法也可以根据目前的情况以非顺序的方式提出。

为了让患者安心，一开始，应建立患者护理协议，负责患者护理的内容应包括：接待患者；同理心；与患者的关系。

## 7.2 护理评估

最初的护理干预应包括，对患者情况的评估，完整地收集患者的所有数据，以便与多学科团队合作制定最合适的治疗方案。

因此，护士需要：收集详细的患者病史；收集患者的排便日记，并教育患者建立日常排便习惯的重要性，最终逐渐实现规律排便；进行测试以评估大便失禁对患者生活质量的影响；评价患者独立解决问题的能力；评估液体和膳食纤维的摄入量，并告知患者和护理人员定期补水和饮食对保持松软膨大粪便的重要性。

评估失禁垫、卫生巾、失禁内裤、大便收集系统等设备的使用情况；必要时，教育患者使用隔离装置；检查会阴部皮肤的完整性，教会患者正确的会阴部护理方法，和使用氧化锌和二甲基硅氧烷保湿剂，预防肛周和会阴部并发症的发生；进行肛门指检以评估粪便嵌塞的可能性；协助患者为各种检查做好准备。

在这个阶段，护士的职责是向大便失禁患者解释、教育此病相关知识，使其积极配合并与之互动。这样做的结果应该是让患者自己掌握护理方法，从而提高生活质量。同样重要的是，患者和医疗服务提供者应使用相同的评估表，以避免模棱两可的描述（如Bristol粪便量表）[1]。

## 7.3 卫生及饮食指导

在患者第一次就诊时，护士可以做以下事情来帮助缓解患者的焦虑：

（1）建议在每日早餐后刺激排便，尽可能在每天的同一时间，因为胃结肠反射是由食物和饮料的摄入触发的。

（2）建议摄入不溶性纤维，以获得松软膨大的粪便，尤其是对于大便不成形的患者。

（3）增加大米、酸奶和香蕉等天然胀便食物的摄入，因为它们的吸收能力强。

（4）如果可能，确保每天的液体摄入量达到3000mL，或开始液体替代疗法，以弥补腹泻时的容量损失。

（5）在可能的情况下，鼓励患者经常参加体育活动，以刺激肠胃蠕动。

（6）必要时，建议使用栓剂，每10～15min进行1次刺激，或直接刺激直肠括约肌和远端结肠使其开始蠕动。

（7）建议随身携带辅助设备，以确保能立即使用如厕设施，避免发生令人不快的"意外"。

（8）提倡采用舒适的排便姿势（蹲位），这样可以更有效地排便。

# 7.4　医疗

药物治疗的目的是治疗可能导致腹泻或便秘的任何疾病，并达到以下目的：
（1）缓解恼人和尴尬的症状。
（2）恢复肠道控制。
（3）提高生活质量。

当排便障碍的病因不易确定或无法改变时，药物只能控制症状。药物治疗通常与其他治疗方案相结合，并且药物选择与大便失禁症状的根本原因密切相关[2]。

对于大便呈液体状的患者使用洛哌丁胺或磷酸可待因等止泻药的情况已有大量描述。洛哌丁胺对全身的影响较小，因此一般处方剂量较低（4mg/d），应根据临床表现优化洛哌丁胺的用量。在特定的临床情况下，对有回肠造口的患者，剂量可适当增加。对于大便正常的大便失禁患者，似乎没有任何证据表明可以使用此类药物。

如果粪便呈水样，可将增稠剂与洛哌丁胺一起使用。当大便失禁是由粪便嵌塞引起时，可在使用泻药的同时使用洛哌丁胺。结合人工排便和（或）不保留灌肠可能有助于改善大便失禁。此外，一些外用药物，如锌铝软膏、苯肾上腺素凝胶或丙戊酸钠可能会增强括约肌张力。这些产品并非随时用于这一目的，尽管文献中也有使用此类产品的报道，但极少有证据证明其功效。

经肛门灌洗（TAI）是医疗治疗的一种很好的替代或补充方法，目前市面上已有成套工具（如Peristeen）。如果耐受性良好，该系统具有独特的优势：操作简单、可逆、微创，还可用于幼儿。该系统的目的是通过使用装有小型留置气球并与水袋相连的肛门导管，通过闭合回路引入一定量的水，从而清除左侧结肠和直肠。如果定期进行经肛门灌洗，可以防止大便在两次冲洗之间漏出。因此，它提示了一种假性失禁状态，恢复了对排泄时间和地点的控制。它安全有效，对患者的生活质量、尊严和独立性有积极影响[3]。它适用于接受灌肠治疗的神经源性肠病、多发性硬化症和脊髓损伤患者，也适用于直肠前切除综合征患者和其他形式的尿失禁患者。患者可在家中进行灌洗，必要时需在护理人员的帮助下进行，但要在专科医生的指导下至少进行两次治疗[4]。

长期卧床的大便失禁患者除了会感到不适和出现与失禁相关的卫生问题外，还可能出现其他并发症。因此，这些患者可能会受益于粪便分流和收集系统（如 Flexi-Seal FMS），该系统的另一个优点是可能会减少护士的工作量以及住院时间和住院费用[5]。

# 7.5 护理用品和装置

在出现大便失禁的初期，就可以使用外部辅助吸收的护理用品，如内裤衬里、吸收条、吸收内裤或三角裤和尿布，以及更复杂的插入式装置。前者不能控制大便失禁，也不能防止异味问题或可能出现的皮肤问题。后者可分为肛门塞和阴道塞，它们都是非常简单的装置，目的是在插入后保持肛管闭合。然而，考虑到它们的副作用，如不适、移位和不耐受等，这些装置能否提供普遍获益和长久获益仍有待证实[6]。

这些装置可以显著改善70%以上的患者的症状，但其疗效尚未得到广泛证实。肛塞可减少大便失禁发作，但耐受性不佳，这限制了其使用。新近推出的Renew肛门塞是一种一次性、柔软而有弹性的硅胶肛门塞。在一项对91名使用该装置1～12周的患者进行的观察研究中，超过75%的患者大便失禁发作频率至少减少了50%[6]。

还有一种用于治疗大便失禁的阴道内装置。它被称为Eclipse系统，需要由合格的医生插入，并且需要持续的自我护理才能正确使用。该装置插入阴道，配有一个小球囊，充气后可密封肛管。一项对使用该装置12个月的73名妇女进行的观察研究显示，她们对该装置的满意度很高：79.6%的患者表示有明显改善[7]。

## 7.6　心理健康与大便失禁

心理健康问题可以源于大便失禁，也可以导致大便失禁，应将其作为总体管理计划的一部分加以考虑。并存的心理健康问题可能会影响治疗的效果，目前只有很少的证据支持任何超过3～6个月的治疗[8]。

有盆底功能障碍和大便失禁症状的患者，如果积极性强、认知能力好，且心理状态没有严重受损，就更有希望对所建议的疗法做出积极回应，特别是在患者与医护人员之间建立了良好关系的情况下[9]。

## 7.7　结论

卫生和健康措施、护理装置、灌肠和可能的药物治疗应被视为大便失禁患者的一线治疗方法。心理支持以及建立医生、康复护士和患者之间良好的关系，利于患者的康复或利于手术（最终可能需要手术）。

通过持之以恒和定期随访的策略，部分患者可以获得确切性的疗效，也有部分患者可以改善症状。我们强烈推荐这两项策略。

## 参考文献

[1] Wayne G Bowel incontinence nursing care plan. Nurseslabs. https://nurseslabs.com/bowelincontinence. Accessed 20 Jan 2022.

[2] Carter D. Conservative treatment for anal incontinence. Gastroenterol Rep (Oxf). 2014;2(2):85–91.

[3] Christensen P, Krogh K. Trans-anal irrigation for disordered defecation: a systematic review. Scand J Gastroenterol. 2010;45(5):517–527.

[4] Kelly MS. Malone antegrade continence enemas vs. cecostomy vs. trans-anal irrigation – What is new and how do we counsel our patients? Curr Urol Rep. 2019;20(8):41.

[5] Yap WW, Massey J, Gatt M, et al. Re: Flexi-Seal continence device mimicking a pelvic collection. Clin Radiol. 2009;64(12):1244.

[6] How P, Trivedi PM, Bearn PE, Thomas GP. Insert devices for faecal incontinence. Tech Coloproctol. 2021;25(3):255–265.

[7] Richter HE, Matthews CA, Muir T, et al. A vaginal bowel-control system for the treatment of fecal incontinence. Obstet Gynecol. 2015;125(3):540–547.

[8] Kuoch KL, Hebbard GS, O'Connell HE, et al. Urinary and faecal incontinence: psychological factors and management recommendations. N Z Med J. 2019;132(1503):25–33.

[9] Bentsen D, Braun JW. Controlling fecal incontinence with sensory retraining managed by advanced practice nurses. Clin Nurse Spec. 1996;10(4):171–175.

（崔巍　周红意　译）

# 第八章

# 饮食对大便失禁的影响

**8**

Marcellino Monda

## 8.1 饮食的一般原则

如果每天都能遵循一系列有关食物数量、质量和种类的建议和规则，那么饮食就是正确和均衡的[1]。

每天摄入的能量必须保证足够热量消耗，而且饮食中必须含有能使人获得健康的所有营养素。没有一种食物可以说是真正全面的（如果我们排除8～12个月婴儿期摄入的母乳）。最简单、最安全的方法就是改变所吃的食物，并以最合适的方式将它们组合在一起，从而维持人体正常运作。人体内几乎含有我们在食物中发现的所有营养元素，即营养素，它们分为宏量营养素（碳水化合物、脂类和蛋白质）和微量营养素（维生素和矿物质）。宏量营养素能提供能量，而微量营养素不能提供能量，但却是生理功能所必需的[2-3]。酒精是一种特殊的宏量营养素，它能提供能量，但并非健康饮食所必需。

尽管水是人体许多功能（包括构成人体）不可或缺的元素，但它并不被视为一种营养物质。

要做到均衡饮食，建议摄入正确数量的宏量和微量营养素，并将每日摄入的热量按特定比例进行分配。这就意味着，每天15%的热量来自蛋白质，25%～30%的热量来自脂质，55%～60%的热量来自碳水化合物。

M. Monda (✉)
Department of Experimental Medicine, Unit of Dietetics and Sports Medicine,
University of Campania Luigi Vanvitelli, Naples, Italy
e-mail: marcellino.monda@unicampania.it

© The Author(s) 2023
L. Docimo, L. Brusciano (eds.), Anal Incontinence, Updates in Surgery,
https://doi.org/10.1007/978-3-031-08392-1_8

表 8.1　大便失禁患者应避免食用的食物

| 含过量果糖的食物 |
| --- |
| 桃、柿子、西瓜、梨、杏、苹果、芒果、椰子、无花果、黑莓、蜂蜜、玉米糖浆、葡萄糖浆、浓缩果蔬汁、果脯 |
| **含乳糖的食物** |
| 牛奶、绵羊奶、山羊奶、软奶酪和新鲜奶酪、冰淇淋、酸奶 |
| **含有果聚糖和（或）半乳糖的食物** |
| 芦笋、西兰花、朝鲜蓟、球芽甘蓝、卷心菜、大蒜、茴香、秋葵、韭菜、洋葱、大葱、鹰嘴豆、豆类、扁豆、大豆、豌豆 |
| **含多元醇的食物** |
| 苹果、杏、鳄梨、樱桃、龙眼、荔枝、梨、油桃、桃、梨、李子、西梅、西瓜、花椰菜、蘑菇、雪豆；含甜味剂（异麦芽糖、麦芽糖醇、甘露糖醇、山梨糖醇、木糖醇）的食物 |

## 8.2　饮食治疗策略

治疗大便失禁的饮食策略的一般原则[4]与无大便失禁者相同。大便失禁患者的饮食中必须排除一些食物（表8.1），但宏量营养素的比例保持不变。在改善大便失禁患者症状的饮食方案中，大幅减少简单碳水化合物是一项重要策略[5-6]。

### 8.2.1　低 FODMAP 饮食

需要大幅减少的碳水化合物被称为FODMAPs，即"可酵解低聚糖、双糖、单糖和多元醇"。它们是短链碳水化合物，不易被小肠吸收，会引起过多液体和气体积聚，导致腹胀、腹膨隆和腹痛。许多食物中都含有FODMAPs，包括含有果糖、乳糖、半乳糖寡糖、果聚糖和多元醇（如甘露醇、山梨醇、麦芽糖醇和木糖醇）的食物。这些碳水化合物的快速发酵会产生重要的渗透作用。FODMAPs吸收率低有几个原因：

（1）缺乏能水解碳水化合物所含糖苷键的管腔酶。

（2）刷状缘酶（如乳糖酶）活性低。

（3）上皮细胞存在低容量转运体，如葡萄糖转运体5和果糖转运体（GLUT-5）以及葡萄糖转运体2（GLUT-2）。

果糖是一种重要的FODMAP，通过GLUT-5的低容量载体介导的扩散作用被绒毛上皮吸收。在葡萄糖存在的情况下，游离果糖通过GLUT-2的吸收会增加。当果糖含量超过葡萄糖时，果糖吸收不良的情况就会加剧。此外，有些物质（如多元醇）体积过大，无法进行简单的扩散。另一方面，与多糖相比，低聚糖发酵速度更快。发酵产生氢气、二氧化碳和甲烷。最后，具有渗透活性的小分子会将更多的水分吸入小肠。

因此，低FODMAPs饮食是治疗大便失禁的重要手段。

## 8.2.2 宏量营养素的百分比

进餐成分会影响胃结肠反射。这是一种控制餐后下胃肠道蠕动的生理反射。胃结肠反射是由摄入食物导致的胃扩张引起的，胃结肠反射的激活会导致排便冲动。过度刺激该反射的食物应在大便失禁患者的饮食中大幅减少[7]。

碳水化合物膳食会诱发结肠运动反应，但与脂肪膳食相比，其效果持续时间较短。脂肪餐引起的长时间、分段和逆行的阶段性活动可能会延迟结肠的转运。因此，膳食成分影响结肠运动反应[8-9]。

研究表明，含有脂肪的膳食会延缓胃和小肠的转运。实验证据表明，向十二指肠注入脂肪会抑制十二指肠蠕动。这些事件可能是由于特殊黏膜细胞（如分泌胆囊收缩素的十二指肠I细胞）受到刺激或由于肽YY的释放，这两种物质都能延迟胃排空。相比之下，碳水化合物摄入后结肠运动反应的持续时间更短，开始得更快，这可能是因为碳水化合物通过胃和小肠的速度更快。

考虑到推荐的碳水化合物热量比例为55%～60%，大便失禁患者的碳水化合物热量比例应接近55%，而不是60%。同样，由于推荐的脂肪热量比例为25%～30%，脂类热量比例应接近30%，而不是25%。

## 8.2.3 咖啡

虽然有一些实验证据表明，咖啡会刺激胆囊收缩和结肠的运动反应，但尚未最终证明咖啡会引起结肠运动活动的大幅增加[10]。因此，应允许大便失禁患者适量饮用咖啡，但应根据个人情况监测其反应。

## 8.2.4 香料、辛辣和熏制食品

香料以及辛辣和熏制食品也应避免或限制食用，因为它们对消化系统黏膜有刺激作用，并对分泌和蠕动有促进作用。

### 8.2.5 补充维生素和矿物质

大便失禁患者应始终考虑补充微量营养素。应使用维生素和（或）矿物盐来补充因饮食质量和数量限制而造成的不足。

## 8.3 健康食品的重要性

优先使用健康食品的重要性不容忽视。特别是以下食物应经常食用：水果和蔬菜（只限那些大便失禁患者允许食用的）、鱼和特级初榨橄榄油（表8.2）。

表 8.2 大便失禁患者的饮食建议 [a]

| 早餐 |
| --- |
| 熟奶酪 60g + 米饼 40 g |
| **上午 10 时** |
| 水果 100 g |
| **下午 5 时** |
| (1) 煮熟或生蔬菜（也可打成泥）100 g<br>(2) 米饭 110 g或土豆 220 g<br>(3) 鱼 200 g或肉 150 g<br>(4) 水果 100 g |
| **晚餐** |
| (1) 煮熟或生蔬菜（也可打成泥）100 g<br>(2) 米饼 100 g<br>(3) 无脂生火腿或无脂熟火腿或香肠 80 g，肉 150 g或鱼 200 g<br>(4) 水果 100 g |
| **食品** |
| 鱼类：青鱼、鳕鱼、鲽鱼、红鲷鱼、鲈鱼、鲷鱼、鳎鱼、枪鱼、剑鱼、金枪鱼<br>肉类：鸡肉（胸脯肉）、瘦牛肉、瘦猪肉、兔肉、火鸡肉（胸脯肉）、罐头<br>水果：香蕉、浆果、葡萄、猕猴桃、柑橘、橙子、菠萝、草莓<br>蔬菜：黄瓜、胡萝卜、芹菜、茄子、生菜、青椒、南瓜、西红柿、西葫芦<br>调味料：特级初榨橄榄油40g/d |

[a] 饮食必须始终符合患者的需要

### 8.3.1　水果和蔬菜

水果和蔬菜可分为5种颜色（即所谓的幸福色）：

（1）蓝色/紫色（如浆果、茄子、葡萄）。

　　重要物质：花青素、类胡萝卜素、维生素C、钾和镁。

（2）绿色（如：猕猴桃、莴苣、辣椒、西葫芦）。

　　重要物质：叶绿素、类胡萝卜素、镁、维生素C、叶酸和叶黄素。

（3）红色（如：辣椒、西红柿、草莓）。

　　重要物质：番茄红素、花青素。

（4）白色（如：芹菜、葡萄）。

　　重要物质：多酚、类黄酮、钾、维生素C。

（5）黄橙色（如胡萝卜、柑橘、橙子、辣椒）。

　　重要物质：类黄酮、类胡萝卜素、维生素C。

这些食物中所含的植物化学物质具有显著的抗肿瘤和抗衰老作用。

### 8.3.2　鱼类

鱼类是一种营养价值极高的食物，对人体健康有诸多益处[11]。它含有大量的蛋白质，约为其体重的15%～20%[12]。这些蛋白质具有很高的营养价值，而且易于消化（特别是与肉类蛋白质相比）。鱼肉还含有ω-3多不饱和脂肪酸（PUFA）、维生素（尤其是维生素D、维生素B和维生素A）以及矿物质盐，例如钾、磷、碘、钙和铁[12]。

ω-3PUFA含有2个或2个以上的双键，来自于必需脂肪酸α-亚油酸。它们存在于鱼类和鱼油中，在人体内具有多种功能，对健康益处多多。它们是细胞膜磷脂的成分，参与胆固醇的新陈代谢，也是前列腺素、白介素和血栓素等生物活性化合物的前体。所有这些功能都表明，它们在免疫反应、血液凝固和炎症中发挥着关键作用。

由于这些特点，鱼被视为"健康之友"。尤其是油性鱼类和ω-3PUFA含量高的鱼类，如凤尾鱼、沙丁鱼、鲭鱼、金枪鱼、三文鱼和鳕鱼，更应经常食用。食用鱼类有许多好处，对健康的许多方面都有影响。

具体来说，有证据表明，食用鱼类与降低心血管疾病、抑郁症和死亡率有关。此外，鱼类摄入量与患代谢综合征的风险呈反比。吃鱼还与抗衰老作用、细胞保护、改善细胞功能和认知功能有关。此外，ω-3PUFA的抗炎特性还可能对上述病症的缓解产生有益影响。因此，鱼类可被视为一种健康的动物性蛋白质膳食来源。

### 8.3.3　特级初榨橄榄油

特级初榨橄榄油（EVOO）是用机械方法从油橄榄（Olea europaea，俗称橄榄树）果实中榨取的产品。特级初榨橄榄油是地中海饮食的一种基本成分，它为这种饮食带来了许多健康益处[13]。这种食品也被称为"黄金食品"，其特点部分源于生产工艺，因为它完全是通过机械程序获得的，其游离酸度不能超过0.8%。此外，要被定义为"EVOO"，它必须没有感官缺陷，而且必须有果味。

EVOO的特点是含有高浓度的生物活性成分，如酚类化合物、维生素A、维生素D和维生素E以及β-胡萝卜素。它还富含对健康有益的油酸[14]。它的抗氧化活性与保护DNA、蛋白质和脂质免受活性氧（ROS）损害的能力有关，而在炎症患者中，活性氧会增加。研究表明，在使用乙烯基氧化橄榄油进行膳食干预后，蛋白质羰基化、脂质过氧化和精神健康状况都得到了明显改善，并对几种心血管风险指标产生了有益影响。与食用乙烯基氧化橄榄油的益处有关的生物活性主要归因于这些食物中的不饱和脂肪酸（UFA）成分和植物化学化合物（多酚）。不饱和脂肪酸和多酚都具有抗炎和抗氧化作用[15]。

此外，EVOO还能对肠道微生物群产生积极影响，从而改善健康状况。

因此，有证据表明，EVOO是一种天然抗氧化剂，可用于初级预防，也是一种优先推荐的抗氧化剂补充剂。

## 参考文献

[1] Temple NJ, Guercio V, Tavani A. The Mediterranean diet and cardiovascular disease: gaps in the evidence and research challenges. Cardiol Rev. 2019;27(3):127–130.

[2] Głąbska D, Guzek D, Groele B, Gutkowska K. Fruit and vegetable intake and mental health in adults: a systematic review. Nutrients. 2020;12(1):115. https://doi.org/10.3390/nu12010115.

[3] Głąbska D, Guzek D, Groele B, Gutkowska K. Fruit and vegetables intake in adolescents and mental health: a systematic review. Rocz Panstw Zakl Hig. 2020;71(1):15–25.

[4] Nakano K, Takahashi T, Tsunoda A, Shimizu Y. Effects of dietary guidance without dietary fiber supplements on the symptoms, quality of life, and dietary intake in patients with fecal incontinence. J Anus Rectum Colon. 2020;4(3):128–136.

[5] Menees SB, Chandhrasekhar D, Liew EL, Chey WD. A low FODMAP diet may reduce symptoms in patients with fecal incontinence. Clin Transl Gastroenterol.2019;10(7):e00060.https://doi.org/10.14309/ctg.0000000000000060.

[6] Zahedi MJ, Behrouz V, Azimi M. Low fermentable oligo-di-mono-saccharides and polyols diet versus general dietary advice in patients with diarrhea-predominant irritable bowel syndrome: a randomized controlled trial. J Gastroenterol Hepatol. 2018;33(6):1192–1199.

[7] Colavita K, Andy UU. Role of diet in fecal incontinence: a systematic review of the literature. Int Urogynecol J. 2016;27(5):1805–1810.

[8] Andy UU, Ejike N, Khanijow KD, et al. Diet modifications in older women with fecal incontinence: a qualitative study. Pelvic

Med Reconstr Surg. 2020;26(4):239–243.

[9] Bliss DZ, Savik K, Jung HJ, et al. Dietary fiber supplementation for fecal incontinence: a randomized clinical trial. Res Nurs Health. 2014;37(5):367–378.

[10] Iriondo-DeHond A, Uranga JA, del Castillo MD, Abalo R. Effects of coffee and its components on the gastrointestinal tract and the brain–gut axis. Nutrients. 2021;13(1):88. https://doi. org/10.3390/nu13010088.

[11] Karimi G, Heidari Z, Firouzi S, Haghighatdoost F. A systematic review and meta-analysis of the association between fish consumption and risk of metabolic syndrome. Nutr Metab Cardiovasc Dis. 2020;30(5):717–729.

[12] Jayedi A, Shab-Bidar S. Fish consumption and the risk of chronic disease: an umbrella review of meta-analyses of prospective cohort studies. Adv Nutr. 2020;11(5):1123–1133.

[13] Campos VP, Portal VL, Markoski MM, et al. Effects of a healthy diet enriched or not with pecan nuts or extra-virgin olive oil on the lipid profile of patients with stable coronary artery disease: a randomised clinical trial. J Hum Nutr Diet. 2020;33(3):439–450.

[14] Jimenez-Lopez C, Carpena M, Lourenço-Lopes C, et al. Bioactive compounds and quality of extra virgin olive oil. Foods. 2020;9(8):1014. https://doi.org/10.3390/foods9081014.

[15] Mazza E, Fava A, Ferro Y, et al. Effect of the replacement of dietary vegetable oils with a low dose of extravirgin olive oil in the Mediterranean diet on cognitive functions in the elderly. J Transl Med. 2018;16(1):10. https://doi.org/10.1186/s12967- 018-1386- x.

（李琪　译）

# 第九章

# 盆底康复：患者筛选和治疗

**9**

Ludovico Docimo, Giorgia Gualtieri, Claudio Gambardella,
Luigi Brusciano

## 9.1 导言

    肛门失禁是指肛门内气体或粪便不受控制地漏出，严重影响患者的生活质量。肛门失禁可发生在不同年龄、种族和性别的人群中。其在成年人群体中的发病率为11%～15%，并且会随着年龄的增长而增加[1]。然而，现实中患者可能会因为会感到尴尬和耻辱而避免就医，因此其真实发病率可能更高[2]。肛门失禁的临床表现会因病情严重程度而异，以致各种不同的症状，轻则会无意中漏出气体或少量污物，重则粪便会在不知不觉中全部排出。正常排便的生理机制涉及多因素之间复杂的相互作用，包括粪便黏稠度、直肠顺应性、盆底肌群和肛门括约肌复合体的正常功能。从粪便黏稠度到盆底肌的协调性，这些因素中任何一个发生变化，都可能影响机体对气体、液体和固体粪便的控制，从而出现肛门失禁的症状。众所周知，理想的粪便黏稠度应该介于Bristol粪便量表的3型和4型之间[3]。即使在括约肌功能正常的情况下，液体的粪便也会影响正常排便。相反，如果存在括约肌功能障碍或盆底肌失调，则无论粪便性状如何，都可能导致肛门失禁的发生。神经系统的病变会直接影响抽样反射（Sampling reflex），也可能导致肛门失禁的发生[4-5]。另外，容易被忽视的病因包括与胸腹会阴协

L. Docimo · G. Gualtieri · C. Gambardella · L. Brusciano (✉)
Division of General, Mini-invasive, Oncological, and Bariatric Surgery,
University of Campania Luigi Vanvitelli, Naples, Italy
e-mail: ludovico.docimo@unicampania.it; giorgiagualtieri207@gmail.com;
claudio.gambardella2@unicampania.it; luigi.brusciano@unicampania.it

© The Author(s) 2023
L. Docimo, L. Brusciano (eds.), Anal Incontinence, Updates in Surgery,
https://doi.org/10.1007/978-3-031-08392-1_9

同失调相关的功能性病变，也可能导致肛门失禁。排便的生理行为不仅涉及直肠和肛门之间的协同，还需要恰当的胸腹腔-会阴动力和合适的脊椎位置。我们可以将胸部、腹部、椎体和会阴部视为一个复合体的不同组成部分，它们异常和病变会导致患者出现排便功能障碍。正常排便和排尿时盆底肌的收缩和舒张取决于这样一个"假想四边形"的四条边的协同作用（即膈肌、腹壁、脊柱和盆底）（图9.1和图9.2）[6-7]。例如，在排便的生理机制经典理论中，膈肌通过收缩运动，对增加腹内压起到决定性作用[8]。肛门失禁的严重程度取决于失禁的类型和发作的频率，这对患者的生活质量有极大的影响。

## 9.2　临床生理学评估

排便功能障碍（如肛门失禁）的常规诊断方式包括临床测试（如Cleveland诊所失禁评分）、直肠检查、影像学检查、仪器测试（3D直肠腔内超声和高分辨率肛门直肠测压），用以确定患者失禁的严重程度[9-11]。对患者病史的询问应包括既往肛门手术史、子宫切除术史或既往阴道分娩史。然而，虽然这些病史有助于对患者肛门失禁病情的评估，但并不能帮助筛选患者是否需要进行盆底康复治疗，也无法预测康复治疗的疗效。在这种情况下，对患者病情的评估必须扩展到临床生理学的范畴[12]，将临床检验和仪器测试同时进行，具体包括：

（1）耻骨直肠肌收缩（Puborectalis contraction）。该参数可用于检测肌肉病理性痉挛以及肌肉无法舒张或无法完全舒张。

（2）耻骨尾骨试验（Pubococcygeal test）。通过将手指伸入肛门，嘱咐患者尽可能长时间地收缩肛门，可用以评估肛门紧张性和时相性收缩[13-14]。相比于健康对照组，失禁患者耻骨尾骨试验结果表现得更差。

（3）会阴防御性反射（Perineal defense reflex）。此项检查用以评估腹腔内压力增加时盆底肌和腹部肌肉的反应动作。嘱咐患者咳嗽，医生通过观察会阴部肌肉的收缩是生理性上升还是病理性下降，如果变化明显，则可能与排尿和胃肠胀气有关[15-17]。会阴防御性反射可用于评估胸腹腔-会阴动力是否正常[16-18]。

（4）肌肉协同作用（Muscular synergy）。嘱咐患者保持Sims体位，评估主动肌（臀肌和外展肌）和拮抗肌（腹肌、膈肌）的活动。医生将一只手放在腹壁上，嘱咐患者收缩肛门时观察臀肌和外展肌的收缩情况[15-16]。事实上，在嘱咐肛门括约肌收缩时，患者会因无法选择性地调动正确的肌肉做出反应，而导致臀肌和外展肌群等主动肌的收缩。反之亦然，肛门括约肌收缩时拮抗肌（腹肌）的反应也提示了腹肌和会阴肌之间的矛盾运动[19]。在失禁的患者中，可以观察到主动肌和拮抗肌协同作用的发生率较高。

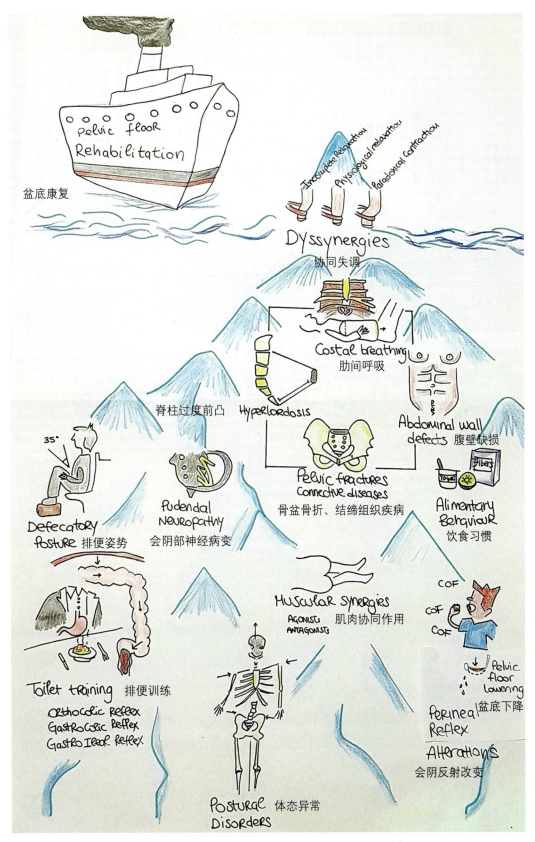

**图 9.1**　盆底肌协同失调、排便姿势、体态异常、饮食习惯、阴部神经病变，以及"假想四边形"所属结构之间恰当的互相作用和平衡，都是进行盆底康复需要考虑到的重要因素，从而能够对任何异常指标进行功能性矫正（转载经 Springer 出版社许可 [6]）

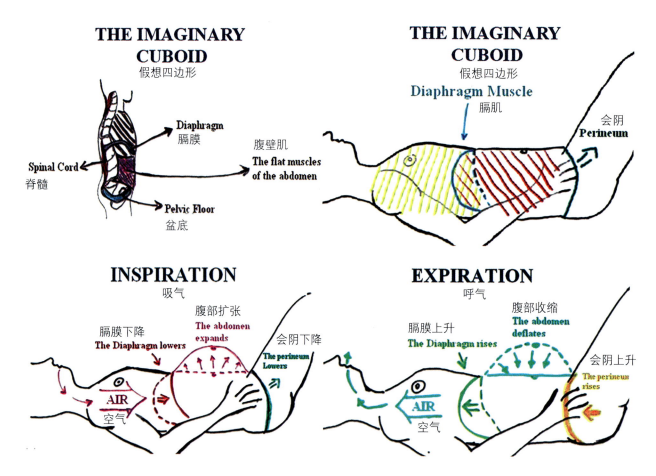

图 9.2　构成＂假想四边形＂不同结构之间相互作用的简图。盆底康复的目标在于恢复各个结构间正确的功能关系，而且这也是治疗盆底疾病的必要条件（转载经 Springer 出版社许可 [7]）

（5）腰椎前凸的姿势评估（Postural evaluation of lumbar lordosis）。测量铅垂线与L3脊柱棘突之间的距离，正常范围为25 ～ 40mm[20]。在严重腰椎前凸的患者中，骶骨近乎于水平位也就是骶骨岬向背侧移位，尾骨向腹侧移位[21]。根据严重程度的不同，腰椎前凸可能会改变骶骨岬的方向、肛管直肠角和耻骨直肠肌张力，从而影响排便。

（6）呼吸动力学（Breathing dynamics）。在初次临床评估时，应确定患者是否知道通过膈肌运动进行正确呼吸。在正常的生理性呼吸中，人体会通过降低膈肌致使腹压增加，从而促进排便。所以无论患者的临床表现如何，如果无法正确地进行膈肌运动，应通过康复训练来矫正[22]。

　　显然，对于可能从康复中受益的患者，不能只进行临床评估和仪器检测，更有必要对患者进行生理状态的评估，纠正并恢复"假想四边形"不同结构之间正确的相互作用关系。因此，对肛门失禁的每一种诊断标准，都应该包含对患者进行全面且恰当的评估后得到的生理指标[6-7]。患者只有出现一个或多个异常的生理指标，才能说明其需要进行盆底康复治疗，否则便是错误的医疗行为。通过纠正异常的生理指标，重建盆底和"假想四边形"其他结构之间的正确相互作用关系，也是临床症状得到缓解的必要条件。只有在盆底功能得到改善后，我们才能评估这样的盆底康复是否有临床获益。不恰当的康复指征不仅会导致不必要的治疗，而且患者也无法从中受益，同时也是盆底康复造成不良后果的常见原因。

# 9.3 骨盆底康复治疗

## 9.3.1 再教育阶段

当排便失禁伴有功能性病变时，盆底康复等保守治疗方法应是一线治疗方案。理想而完整的盆底康复治疗是对肛门失禁患者进行全程管理，首先便是"再教育"阶段。而"再教育"应基于4个必备要点[7]：

（1）了解骨盆底和排便的解剖生理概念。

（2）认识到正确呼吸和排便姿势的作用。

（3）在没有延迟排便刺激情况下，进食后感知胃-结肠和胃-回肠反射。

（4）保质保量地摄入形成粪便的主要成分（水、纤维和乳酸菌），这点非常重要。

更确切地说，再教育阶段首先要让患者知道何为最佳的粪便黏稠度，其次要指导患者如何通过调整饮食习惯，以实现最佳的粪便黏稠度。同时，还需要向患者传授有关盆底解剖和生理功能的知识。盆底内生殖系统、泌尿系统和消化系统的器官相互毗邻，而患者如果能了解其中的功能作用则大有裨益[7]。通过对该区域解剖学和生理学的学习和认识，也有助于他们能够积极主动参与康复治疗中。临床-物理疗法和再教育阶段的目的是改善已有异常的生理功能。它们不仅仅是一种认知的过程，而是让患者做好准备，在治疗过程中主动而深入地参与其中。

## 9.3.2 盆底康复的"工具"

相同疾病的患者，可能有不同的异常生理指标。根据不同的异常生理指标，医生会采用不同的盆底康复技术进行治疗，从而使用不同的治疗"工具"。例如，电刺激是一种可以诱导肛门区域知觉的康复治疗方法，而该方法的有效性可能来源于电刺激本身的作用[23-24]。

康复治疗应以不同的康复技术为基础，量身定制地用于纠正和改善不同的功能性异常，而不是作为一种标准的治疗方式对患者无差别应用。事实上，盆底康复治疗不应仅仅等同于生物反馈疗法，而是可以灵活采用不同康复技术的治疗方式：

（1）外部电刺激可帮助患者对会阴区域的感知[25]，并改善肌肉功能。使用带有脉冲发生器的肛门探针，进行循环操作，以实现对目标区域足够的电刺激。

（2）生物反馈疗法[26-27]是一种以肌电生物反馈系统为原理的治疗技术。通过对监视器的观察，患者可以获得肛管压力变化的视觉反馈。在对患者进行肛管的收缩和放松训练的同时，用表面肌电图评估腹肌或臀肌/内收肌的活动。

（3）容积康复的原理是对直肠进行机械性扩张[26-27]。目的在于帮助恢复直肠的感知能力，包括每天两次的温水灌肠。该项康复技术可以帮助患者认识到排便行为的3个基本步骤(感知、保留、排出)，从而加强对盆底会阴部肌肉活动的感知。

（4）体外磁刺激和电刺激一样，都可以增强自身感知和肌肉强度。但是，磁刺激是非侵入性的，患者在接受康复治疗时不必脱去衣服，也不需要插入肛塞（如电刺激），不会让人感到尴尬。在整个治疗过程中患者都坐在椅子上，由椅子上的电磁发生器进行磁刺激。不同的研究已经对体外磁刺激治疗尿失禁的有效性进行了评估[28]，而根据我们的经验，磁刺激治疗特发性排便失禁同样有效[29]。

（5）盆底物理疗法也称为盆底肌肉训练，是指由受过专业训练的物理治疗师指导进行盆底肌肉强化、放松和协调性训练的总称[30]。该疗法已被证实可以有效减少排便失禁，尤其是与生物反馈方法相结合时效果更加显著[31]。

## 9.3.3　康复后评估

康复治疗结束后，应进行后续的临床生理学评估。在初次评估中发现的异常生理指标，都应该通过行盆底康复治疗得到恢复和纠正。虽然这并不意味着患者临床症状可以得到有效缓解，但是通过重建盆底与"四边形"其他侧边（膈肌、腹壁和脊柱）的和谐关系将有益于治疗，而且这也是疾病能够治愈的基础。

## 参考文献

[1] Fattorini E, Brusa T, Gingert C, et al. Artificial muscle devices: innovations and prospects for fecal incontinence treatment. Ann Biomed Eng. 2016;44(5):1355–1369.

[2] Brown HW, Wexner SD, Segall MM, et al. Accidental bowel leakage in the mature women's health study: prevalence and predictors. Int J Clin Pract. 2012;66(11):1101–1108.

[3] Chumpitazi BP, Self MM, Czyzewski DI, et al. Bristol Stool Form Scale reliability and agreement decreases when determining Rome III stool form designations. Neurogastroenterol Motil. 2016;28(3):443–448.

[4] Jorge JM, Wexner SD. Etiology and management of fecal incontinence. Dis Colon Rectum.1993;36(1):77–97.

[5] Whitehead WE, Wald A, Norton NJ. Treatment options for faecal incontinence. Dis Colon Rectum. 2001;44(1):131–142.

[6] Brusciano L, Gualtieri G, Gambardella C, et al. Pelvic floor dyssynergia: the new iceberg syndrome. Tech Coloproctol. 2020;24(4):393–394.

[7] Brusciano L, Gambardella C, Tolone S, et al. An imaginary cuboid: chest, abdomen, vertebral column and perineum, different parts of the same whole in the harmonic functioning of the pelvic floor. Tech Coloproctol. 2019;23(6):603–605.

[8] Hodges PW, Gandevia SC. Changes in intra-abdominal pressure during postural and respiratory activation of the human diaphragm. J Appl Physiol (1985). 2000;89(3):967–976.

[9] Rentsch M, Paetzel C, Lenhart M, et al. Dynamic magnetic resonance imaging defecography:a diagnostic alternative in the assessment of pelvic floor disorders in proctology. Dis Colon Rectum. 2001;44(7):999–1007.

[10] Beer-Gabel M, Teshler M, Schechtman E, Zbar AP. Dynamic transperineal ultrasoundvs. defecography in patients with evacuatory difficulty: a pilot study. Int J Colorectal Dis.2004;19(1):60–67.

[11] Zbar AP, Beer-Gabel M. Manometric variables in rectocele patients with symptomatic constipation. Tech Coloproctol. 2003;7(1):65.

[12] Brusciano L, Limongelli P, del Genio G, et al. Clinical and instrumental parameters in patientswith constipation and incontinence: their potential implications in the functional aspects ofthese disorders. Int J Colorectal Dis. 2009;24(8):961–967.

[13] Artibani W, Benvenuti F, Di Benedetto P, et al. Staging of female urinary incontinence and pelvic floor disorders. Proposal of IPGH system. Urodinamica. 1996;6:1–5.

[14] Blowman C, Pickles C, Emery S, et al. Prospective double blind controlled trial intensive physiotherapy with and without stimulation of the pelvic floor in treatment of genuine stress incontinence. Physiotherapy. 1991;77(10):661–664.

[15] Laycock J. Clinical evaluation of the pelvic floor. In: Schussler B, Laycock J, Norton P, Stanton S, editors. Pelvic floor re-education. Springer; 1994. p. 42–48.

[16] Di Benedetto P. La valutazione neuro-fisiatrica perineale. In: Di Benedetto P, editor.Riabilitazione uro-ginecologica. Turin: Minerva Medica; 2004. p. 99–103.

[17] Fabiani C, Lana LG, Mas N, et al. Pelvic floor muscles assessment in continent and incontinent women. Urodinamica. 1991;1:95–96.

[18] Hay-Smith EJ, Dumoulin C. Pelvic floor muscle training versus no treatment, or inactive control treatments, for urinary incontinence in women. Cochrane Database Syst Rev. 2006;2006(1):CD005654. https://doi.org/10.1002/14651858.cd005654.

[19] Brusciano L, Limongelli P, del Genio G, et al. Short-term outcomes after rehabilitation treatment in patients selected by a novel rehabilitation score system (Brusciano score) with or without previous stapled transanal rectal resection (STARR) for rectal outlet obstruction. Int J Colorectal Dis. 2003;28(6):783–789.

[20] De Troyer A. Mechanical role of the abdominal muscles in relation to posture. Respir Physiol. 1983;53(3):341–353.

[21] Kera T, Maruyama H. The effect of posture on respiratory activity of the abdominal muscles. J Physiol Anthropol Appl Hum Sci. 2005;24(4):259–265.

[22] Brusciano L, Limongelli P, del Genio G, et al. Useful parameters helping proctologists to identify patients with defaecatory disorders that may be treated with pelvic floor rehabilitation. Tech Coloproctol. 2007;11(1):45–50.

[23] Pescatori M, Anastasio G, Bottini C, Mentasti A. New grading and scoring for anal incontinence. Evaluation of 335patients. Dis Colon Rectum. 1992;35(5):482–487.

[24] Agachan F, Chen T, Pfeifer J, et al. A constipation scoring system to simplify evaluation and management of constipated patients. Dis Colon Rectum. 1996;39(6):681–685.

[25] Norton C, Gibbs A, Kamm MA. Randomized, controlled trial of anal electrical stimulation for fecal incontinence. Dis Colon Rectum. 2006;49(2):190–196.

[26] Pucciani F, Iozzi L, Masi A, et al. Multimodal rehabilitation for faecal incontinence: experience of an Italian centre devoted to faecal disorder rehabilitation. Tech Coloproctol. 2003;7(3):139–147.

[27] Pucciani F, Rottoli ML, Bologna A, et al. Pelvic floor dyssynergia and bimodal rehabilitation: results of combined pelviperineal kinesitherapy and biofeedback training. Int J Colorect Dis. 1998;13(3):124–130.

[28] Galloway NTM, El-Galley RES, Sand PK, et al. Extracorporeal magnetic innervation therapy for stress urinary incontinence. Urology. 1999;53(6):1108–1111.

[29] Brusciano L, Gambardella C, Gualtieri G, et al. Effects of Extracorporeal Magnetic Stimulation in Fecal Incontinence. Open Med (Wars). 2020;15:57–64.

[30] Herbert RD, Jamtvedt G, Mead J, et al. Practical evidence-based physiotherapy. 2nd ed. Oxford: Elsevier; 2011.

[31] Ryn AK, Morren GL, Hallböök O, Sjödahl R. Long-term results of electromyographic biofeedback training for fecal incontinence. Dis Colon Rectum. 2000;43(9):1262–1266.

（马晨阳　译）

# 第十章

# 骶神经和经皮胫神经刺激、干细胞疗法和经肛门灌洗装置

**10**

Gabriele Naldini, Alessandro Sturiale, Claudia Menconi,
Bernardina Fabiani, Rebecca Aglietti, Lisa Fralleone,
Alfredo Annicchiarico, Jacopo Martellucci

## 10.1 骶神经刺激疗法

泌尿科医生使用骶神经刺激术治疗难治性膀胱过度活动症（Overactive Bladder，OAB）[1]的早期经验，促使结直肠外科医生也将这种治疗手段用于治疗肠道功能障碍，如大便失禁[2]和慢性便秘（Chronic Constipation，CC）[3-4]。Matzel[2]首次介绍了治疗大便失禁的经验，随后，2013年国际失禁协商会议将骶神经刺激（SNS）作为大便失禁的一线治疗方法，适用于无括约肌损伤或括约肌损伤程度较轻的患者，并作为中度或重度括约肌损伤患者的二线治疗方法[5]。

### 10.1.1 作用机制

骶神经S2 ~ S4负责调控位于盆底的泌尿器官及肠道的感觉及运动。对骶神经根的电刺激可调节外周和中枢神经系统的运动、感觉和自主神经通路，因此对大便失禁、慢性便秘、膀胱过度活动症、尿失禁和低位前切除综合征（Low Anterior Resection Syndrome，LARS）等不同病症均有良好疗效[6]。

G. Naldini · A. Sturiale (✉) · C. Menconi · B. Fabiani · R. Aglietti · L. Fralleone
Proctology and Pelvic Floor Clinical Centre, Cisanello University Hospital, Pisa, Italy
e-mail: gabrielenaldini65@gmail.com; alexstur@yahoo.it; claudia.menconi14@gmail.com;
bernardina@hotmail.it; aglietti.rebe@gmail.com; lisa.fralleone@gmail.com

A. Annicchiarico · J. Martellucci
Emergency Surgery Unit, Careggi University Hospital, Florence, Italy
e-mail: alfredoannicchiarico90@gmail.com; jamjac64@hotmail.com

© The Author(s) 2023
L. Docimo, L. Brusciano (eds.), Anal Incontinence, Updates in Surgery,
https://doi.org/10.1007/978-3-031-08392-1_10

### 10.1.2　患者选择

大便失禁患者是SNS治疗的主要获益人群，即使他们的括约肌已经受损[7]。很多患者可能伴有尿失禁、慢性骨盆疼痛或慢性便秘等症状，这些症状也可能在SNS治疗后得到改善。患者在接受刺激试验前和试验期间会被要求记录排便日记，试验持续4 ~ 8周。试验期结束后，排便情况改善≥50%即为良好，可进行最终植入。SNS的禁忌证是需要磁共振检查或超声治疗、骶部皮肤化脓性感染、怀孕或治疗依从性差的患者。2020年与磁共振兼容的设备也已问世，并配有可充电的刺激器，从而扩大了手术适应证。

### 10.1.3　外科手术

手术需要透视。患者取俯卧位，双腿低于骨盆，下腹部垫1个枕头，以拉直骶骨弯曲度。SNS试验可使用临时或永久电极。在第一种情况下，临时电极会与刺激器保持连接14d，然后移除；如果使用的是永久性带齿电极，则可在试验刺激4 ~ 6周后植入最终刺激器。手术一般在局部麻醉的情况下进行，以便对会阴部的震动感觉及运动反射进行测试。

第一步是将探针插入两个骶3神经孔，测试反应并选择较好的一侧。然后，将电极的3个电极头进一步置于骶骨内侧表面，并通过皮下隧道与外部刺激器连接。如果出现故障，则移除外部刺激器和电极，移除过程要缓慢，并检查电极是否完好无损。如果反应良好，则只移除外部连接，然后将植入式刺激器放置在皮下组织中，通常位于电极的对侧。

### 10.1.4　并发症

最常见的并发症是植入部位疼痛、感染，33%的患者在植入初期（1年内）或2年及更长时间后出现疗效下降，需要进行手术翻修[8]。植入部位的疼痛可通过改变刺激器的植入部位或深度来缓解。局部感染需要移除所有装置，并计划在伤口愈合后（至少6个月）进行第2次植入。在随访过程中，有时连接的导线记录到高阻抗，这可能是导致失败的原因之一。在这种情况下，同时取出并重新植入1个新电极可能会解决该问题。

## 10.2　经皮胫神经刺激术

胫神经刺激（Tibial Nerve Stimulation，TNS）方法的首次使用报道于1983年[9]。1999年[10]，有报道使用带有针电极的胫后神经刺激（Posterior Tibial Nerve Stimulation，PTNS）技术治疗排尿功能障碍，

如下尿路症状或膀胱过度活动症。

## 10.2.1　操作步骤

最初的步骤包括在小腿内侧踝骨上方3 ~ 4cm处置入34号针电极，并在同侧足跟放置接地垫。患者仰卧，双膝内收并屈曲（蛙式体位）。一般来说，电流强度范围为0.5 ~ 0.9mA，频率为10 ~ 20Hz，脉冲宽度为200μs，电流强度可根据患者的运动反应进行调整，通常可从大脚趾的屈曲或整个脚掌的伸展或脚踝区域或脚底的感觉反应中看出。尽管一些研究显示TNS对排尿和排便功能障碍都有疗效，但PTNS被认为更有效，因为针头靠近胫神经可减弱皮肤阻抗的影响，较低的电流强度就足以产生感觉和运动刺激[11]。治疗持续时间为20 ~ 30min，治疗频率可变[12]。一些学者认为治疗时间更长或治疗次数更频繁可以更快地产生治疗效果[13]。

## 10.2.2　文献结果

Thomas等将30名大便失禁患者随机分为两组，一组每天治疗1次，另一组每周治疗2次。Rockwood大便失禁生活质量（Quality of Life，QOL）评估的结果表明，每天治疗组的患者在生活方式和窘迫感方面都有显著改善[14]。PTNS对大便失禁治疗的帮助尚未得到可靠证实。2015年，Knowles等对227名患者进行了随机对照研究，一组接受PTNS治疗，另一组接受假刺激治疗，但未能证明PTNS对治疗成年人大便失禁有任何帮助[15]。近期关于PTNS治疗大便失禁的研究结果令人鼓舞，在大多数研究中，治疗后的静息压、收缩压和Wexner评分等测压结果均有所改善[16-17]。在Solon等进行的一项试验中，81名大便失禁患者接受了PTNS，80%患者从中获益。在这些患者中，大便失禁和排便急迫的发生率在第一年明显降低，并一直保持到2年随访结束，QOL评估的结果也同样证实了其有效性[18]。

# 10.3　干细胞疗法

目前应用的间充质干细胞（Mesenchymal Stem Cells，MSCs）起源于1991年Caplan的实验，他证明了骨髓移植到不同部位会诱发新的异位骨和骨髓[19]。骨髓、脂肪组织（adipose tissue，AT）、牙髓和脐带都是间充质干细胞/祖细胞的来源，但脂肪组织是最理想的来源，因为它含有高浓度的再生细胞，易于获取，而且自体疗法风险低。由于这些特点，目前已开发出新的处理设备，并在市场上销售，以获得即用型、使用简单的自体间充质干细胞，如Lipogems [Lipogems International（S.p.A.）Milan, Italy][20]。近几十年来，来自脂肪组织的人类间充质干细胞已被广泛应用于不同的外科领域[21]，最近还被用于治疗大便失禁[22]。整个手术过程已经被介绍过，其包括了治疗前和治疗后的3D 360°经肛门超声检查[23]。然而，目前脂肪组织来源的间充质干细胞鲜有用于治疗大便失禁。事实上，在最近的一项综述中，最常见的来源是骨骼肌和骨髓。在44项研究中，有28项研究的间充质干细胞来源于肌肉（骨骼肌17例，平滑肌11例），10项研究的间充质干细胞来源于骨髓，6项研究的间充质干细胞来源于脂肪组织，8项研究使用生物工程改造的神经细胞，1项研究使用脐带来源的间充质干细胞[24]。因此，实验室和临床研究的总体结果证明了间充质干细胞治疗大便失禁的安全性。虽然初步结果非常乐观，但只有3项研究采用了注射安慰剂的对照方法。因此，考虑到成本和患者的参与度，还需要进一步的研究来确定骨髓间充质干细胞来源，以确保最佳疗效。

# 10.4　经肛门灌洗

经肛门灌洗（Transanal Irrigation，TAI），又称逆行灌洗（Retrograde Irrigation，RI），是保守治疗失败后治疗大便失禁的另一种方法，也可作为手术治疗后的补充治疗方法。这种方法的使用可以追溯到很久以前，通过灌洗或灌肠控制排便是历史上最早描述的治疗方法。TAI于1987年首次用于患有脊柱裂的大便失禁儿童。1989年，Iwama等将传统的结肠造口灌洗装置用于经肛门灌洗，为直肠低位前切除术后排便急迫和肠道控制能力受损的患者清洗结肠[25]。TAI的主要目标是恢复正常的排便习惯，因此其应用领域不断扩大，TAI从被用于治疗大便失禁、便秘、神经源性疾病到LARS等一系列肠道功能障碍[26]。

## 10.4.1　操作步骤

患者坐在马桶上，可以自主地将1个短导管从肛门引入直肠。导管与1个塑料袋相连，塑料袋里可以装满温热的自来水。使用球囊导管给药系统时，在导管插入直肠后，球囊就会充盈起来，这样就能在灌肠过程中避免漏液及导管脱出。使用锥形灌肠器时，在灌注灌肠液时必须将锥形灌肠器固定好，患者需要有一定程度的柔韧性来保持合适的姿势和体位。灌肠液可以通过重力或泵的方式注入，患者可以根据需要自行调节。通常认为400 ~ 500cm$^3$的温水是成年人冲洗的合适起始量[27]，但文献中关于最佳冲洗量的证据很少。一项随机试验比较了成年人慢性便秘患者的高容量灌洗和低容量灌洗[28]，但给水量和灌洗频率可能因患者的需求和肠道疾病情况而有所不同。

## 10.4.2　作用机制

经肛门灌洗似乎不会改变肛门直肠括约肌的功能，反而会增加直肠的耐受性和扩张性。一项研究发现，在接受TAI治疗的大便失禁患者中，随访的静息压和收缩压相对较低。然而，这一发现应归因于疾病的过程而非TAI，因为接受TAI治疗的慢性便秘患者并未显示出括约肌功能的任何改变[29]。TAI是一种需要患者自行操作的治疗方式，但副作用相对较小，而且可以随时停止或恢复。此外，它的成本也相对较低，而且完全可以由护理人员进行培训，无须医生协助[30]。

## 10.4.3　文献结果

大多数已发表的研究同时分析了TAI对大便失禁和慢性便秘的疗效[31]。生活方式的改变、应对能力下降、抑郁、社会孤立和尴尬是降低大便失禁患者QOL评分的基本因素[32]。虽然大多数研究没有使用有效的调查问卷，但结果往往表明进行TAI的患者的QOL有所提高[30-33]。2006年Christensen等发现，TAI可以改善脊髓受损患者的部分症状，QOL评分有所提高[34]。最近，有研究证实，在经过TAI治疗后，其他类型的排便障碍[35-36]和LARS患者的QOL也有明显改善[37]。尽管研究普遍表明TAI可提高排便功能障碍患者的QOL，但这种疗法的退出率仍然很高，在一些系列研究中，只有不到50%的患者坚持长期接受TAI治疗[38]，主要原因是不喜欢该治疗方式，症状缓解后自行停止时间长、厌倦、副作用以及液体渗漏或导管脱出等实际问题[33-39]。最近，一项包含108名患者的回顾性系列研究分析了大便失禁治疗依从性的预测因素。在这项研究中，大便失禁患者的结果最好，54.5%的患者对TAI有着良好的依从性。在对预测因素的分析中发现，健康宣教是预测患者对TAI依从性的唯一因素[38]。对患者进行TAI教育仍是该疗法的关键步骤。尽管该操作在大多数情况下耐受性良好且易于操作，但也有一些直肠阴道穿孔的病例报道[36-40]。最近的一次全球统计收集了2005—2013年的数据，估计穿孔风险低于百万分之二[41]。在TAI领域经验丰富的专业护士的任务是仔细挑选有积极性的患者，并向他们解释操作过程以及任何相对和绝对的禁忌证。

# 参考文献

[1] Tanagho EA, Schmidt RA. Bladder pacemaker: scientifc basis and clinical future. Urology. 1982;20(6):614–619.

[2] Matzel KE, Stadelmaier U, Hohenfellner M, Gall FP. Electrical stimulation of sacral spinal nerves for treatment of faecal incontinence. Lancet. 1995;346(8983):1124–1127.

[3] Ganio E, Masin A, Ratto C, et al. Short-term sacral nerve stimulation for functional anorectal and urinary disturbances: results in 40 patients: evaluation of a new option for anorectal functional disorders. Dis Colon Rectum. 2001;44(9):1261–1267.

[4] Malouf AJ, Wiesel PH, Nicholls T, et al. Short-term effects of sacral nerve stimulation for idiopathic slow transit constipation. World J Surg. 2002;26(2):166–170.

[5] Abrams P, Cardozo L, Wagg A, Wein A. Incontinence (Volume 1). 6th ed. Bristol, UK: International Continence Society; 2017.

[6] Huang Y, Koh CE. Sacral nerve stimulation for bowel dysfunction following low anterior resection: a systematic review and meta-analysis. Colorectal Dis. 2019;21(11):1240–1248.

[7] Ratto C, Litta F, Parello A, et al. Sacral nerve stimulation is a valid approach in fecal incontinence due to sphincter lesions when compared to sphincter repair. Dis Colon Rectum. 2010;53(3):264–272.

[8] Hetzer FH, Bieler A, Hahnloser D, et al. Outcome and cost analysis of sacral nerve stimulation for faecal incontinence. Br J Surg. 2006;93(11):1411–1147.

[9] McGuire EJ, Zhang SC, Horwinski ER, Lytton B. Treatment of motor and sensory detrusor instability by electrical stimulation. J Urol. 1983;129(1):78–79.

[10] Nuhoğlu B, Fidan V, Ayyildiz A, et al. Stoller afferent nerve stimulation in woman with therapy resistant over active bladder: a 1-year follow up. Int Urogynecol J. 2006;17(3):204–207.

[11] van der Pal F, van Balken MR, Heesakkers JPFA, et al. Percutaneous tibial nerve stimulation in the treatment of refractory overactive bladder syndrome: is maintenance treatment necessary? BJU Int. 2006;97(3):547–550.

[12] Sarveazad A, Babahajian A, Amini N, et al. Posterior tibial nerve stimulation in fecal incontinence: a systematic review and meta-analysis. Basic Clin Neurosci. 2019;10(5):419–431.

[13] Yoong W, Ridout AE, Damodaram M, Dadswell R. Neuromodulative treatment with percutaneous tibial nerve stimulation for intractable detrusor instability: outcomes following a shortened 6-week protocol. BJU Int. 2010;106(11):1673–1676.

[14] Thomas GP, Dudding TC, Bradshaw E, et al. A pilot study to compare daily with twice weekly transcutaneous posterior tibial nerve stimulation for faecal incontinence. Colorectal Dis. 2013;15(12):1504–1509.

[15] Knowles CH, Horrocks E, Bremner SA, et al. Percutaneous tibial nerve stimulation versus sham electrical stimulation for the treatment of faecal incontinence in adults (CONFIDeNT): a double-blind, multicentre, pragmatic, parallel-group, randomised controlled trial. Lancet. 2015;386(10004):1640–1648.

[16] López-Delgado A, Arroyo A, Ruiz-Tovar J, et al. Effect on anal pressure of percutaneous posterior tibial nerve stimulation for faecal incontinence. Colorectal Dis. 2014;16(7):533–537.

[17] Manso B, Alias D, Franco R, et al. Percutaneous electrical stimulation of the posterior tibial nerve for the treatment of fecal incontinence: manometric results after 6 months of treatment. Int J Colorectal Dis. 2020;35(11):2049–2054.

[18] Solon JP, Waudby P, O'Grady H. Percutaneous tibial nerve stimulation can improve symptoms and quality of life in selected patients with faecal incontinence – A single-centre 5-year clinical experience. Surgeon. 2020;18(3):154–158.

[19] Caplan AI. Mesenchymal stem cells. J Orthop Res. 1991;9(5):641–650.

[20] Bianchi F, Maioli M, Leonardi E, et al. A new nonenzymatic method and device to obtain a fat tissue derivative highly enriched in pericyte-like elements by mild mechanical forces from human lipoaspirates. Cell Transplant. 2013;22(11):2063–2077.

[21] Naldini G, Sturiale A, Fabiani B, et al. Micro-fragmented adipose tissue injection for the treatment of complex anal fstula: a pilot study accessing safety and feasibility. Tech Coloproctol. 2018;22(2):107–113.

[22] Sarveazad A, Newstead GL, Mirzaei R, et al. A new method for treating fecal incontinence by implanting stem cells derived from human adipose tissue: preliminary fndings of a randomized double-blind clinical trial. Stem Cell Res Ther. 2017;8(1):40. https://doi.org/10.1186/ s13287-017-0489-2.

[23] Sturiale A, Fabiani B, Celedon Porzio F, et al. Micro-fragmented autologous adipose tissue injection to treat anal incontinence – a video vignette. Colorectal Dis. 2020;22(11):1767–1768.

[24] Balaphas A, Meyer J, Meier RPH, et al. Cell therapy for anal sphincter incontinence: where do we stand? Cell. 2021;10(8):2086. https://doi.org/10.3390/cells10082086.

[25] Iwama T, Imajo M, Yaegashi K, Mishima Y. Self washout method for defecational complaints following low anterior rectal resection. Jpn J Surg. 1989;19(2):251–253.

[26] Annicchiarico A, Martellucci J, Solari S, et al. Low anterior resection syndrome: can it be prevented? Int J Colorectal Dis. 2021;36(12):2535–2552.

[27] Emmett C, Close H, Yiannakou Y, Mason J. Trans-anal irrigation therapy to treat adult chronic functional constipation: systematic review and meta-analysis. BMC Gastroenterol. 2015;15:139. https://doi.org/10.1186/S12876-015-0354-7.

[28] Emmett C, Close H, Mason J, et al. Low-volume versus high-volume initiated trans-anal irrigation therapy in adults with chronic constipation: study protocol for a randomised controlled trial. Trials. 2017;18(1):151. https://doi.org/10.1186/S13063-017-1882-Y.

[29] Faaborg PM, Christensen P, Buntzen S, et al. Anorectal function after long-term transanal colonic irrigation. Colorectal Dis. 2010;12(10 Online):e314–319.

[30] Crawshaw AP, Pigott L, Potter MA, Bartolo DCC. A retrospective evaluation of rectal irrigation in the treatment of disorders of faecal continence. Colorectal Dis. 2004;6(3):185–190.

[31] Mekhael M, Kristensen H, Larsen H, et al. Transanal irrigation for neurogenic bowel disease, low anterior resection syndrome, faecal incontinence and chronic constipation: a systematic review. J Clin Med. 2021;10(4):753. https://doi.org/10.3390/jcm10040753.

[32] Bartlett L, Nowak M, Ho YH. Impact of fecal incontinence on quality of life. World J Gastroenterol. 2009;15(26):3276–82.

[33] Juul T, Christensen P. Prospective evaluation of transanal irrigation for fecal incontinence and constipation. Tech Coloproctol. 2017;21(5):363–371.

[34] Christensen P, Bazzocchi G, Coggrave M, et al. A randomized, controlled trial of transanal irrigation versus conservative bowel management in spinal cord-injured patients. Gastroenterology. 2006;131(3):738–747.

[35] Koch S, Melenhorst J, van Gemert W, Baeten C. Prospective study of colonic irrigation for the treatment of defaecation disorders. Br J Surg. 2008;95(10):1273–1279.

[36] Emmanuel A, Kumar G, Christensen P, et al. Long-term cost-effectiveness of transanal irrigation in patients with neurogenic bowel dysfunction. PLoS One. 2016;11(8):e0159394. https:// doi.org/10.1371/journal.pone.0159394.

[37] Rosen H, Robert-Yap J, Tentschert G, et al. Transanal irrigation improves quality of life in patients with low anterior resection syndrome. Colorectal Dis. 2011;13(10):e335–338.

[38] Bildstein C, Melchior C, Gourcerol G, et al. Predictive factors for compliance with transanal irrigation for the treatment of defecation disorders. World J Gastroenterol. 2017;23(11):2029–2036.

[39] Christensen P, Krogh K, Buntzen S, et al. Long-term outcome and safety of transanal irrigation for constipation and fecal incontinence. Dis Colon Rectum. 2009;52(2):286–292.

[40] 40. Gallo G, Graziani S, Realis Luc A, et al. Teaching transanal irrigation (TAI): why it is mandatory. Tech Coloproctol. 2018;22(3):239–241.

[41] Christensen P, Krogh K, Perrouin-Verbe B, et al. Global audit on bowel perforations related to transanal irrigation. Tech Coloproctol. 2016;20(2):109–115.

（陈旭东　译）

# 第十一章

# 括约肌重建：动力性肌成形术，人工括约肌、顺行结肠灌肠和结肠造口术

# 11

Francesco Selvaggi, Giacomo Fuschillo, Lucio Selvaggi, Vinicio Mosca, and Guido Sciaudone

## 11.1　导言

　　大便失禁是一种令人虚弱的病症，一般人群中的发生率是18%，而在老年人当中的发生率高达55%[1]，这会导致他们频繁地在疗养机构住院，使患者的生活质量恶化。虽然大便失禁的治疗困难且治愈率不高，但积极的矫正也能显著改善患者的生活质量[2-3]。大便失禁手术治疗的实际效果仍然难以评估：大多数研究都是回顾性的，只包括有限数量的患者，数据收集方法也不规范，而且缺少被广泛接受的大便失禁严重程度的评分标准[4]。在过去的20年里，人们提出了多种治疗方案，但没有一种能被视为金标准。大便失禁患者治疗的第一步是要排除器质性病变（如肿瘤）。治疗方法包括使用减少肠蠕动的药物、纠正饮食和盆底锻炼。这3个要素是大便失禁初始治疗的基石，几乎半数病例的症状都能得到一定程度的改善，无须进行进一步的侵入性治疗[5]。如果保守治疗不能有效地改善患者的生活质量，就需要考虑手术治疗。术前患者必须接受一系列的临床检查，如肛门直肠测压、肛门内和

F. Selvaggi (✉) · G. Fuschillo · L. Selvaggi · V. Mosca · G. Sciaudone
Department of Advanced Medical and Surgical Sciences,
University of Campania Luigi Vanvitelli, Naples, Italy
e-mail: francesco.selvaggi@unicampania.it; g.fuschillo92@libero.it;
lucio.selvaggi@unicampania.it; vinicio.mosca@gmail.com; guido.sciaudone@unicampania.it

© The Author(s) 2023
L. Docimo, L. Brusciano (eds.), Anal Incontinence, Updates in Surgery,
https://doi.org/10.1007/978-3-031-08392-1_11

骨盆会阴部超声检查、动态排粪造影（或磁共振排粪造影）以及电生理检查，如肌电图和阴部神经末梢运动潜伏期[6]。

本章介绍了几种主要的治疗大便失禁的手术方案。

## 11.2  动力性肌成形术

Pickrell等[7]于1952年首次描述了移植股薄肌作为肛门括约肌的手术。之后于1968年报道了电刺激股薄肌成形术[8]，但直到1991年，Baeten等[9]和Williams等[10]才提出利用电刺激器将快收缩纤维转换为慢收缩纤维的概念。电刺激股薄肌成形术（动力性股薄肌成形术）的出现是为了改善单纯股薄肌移植的功能，因为非刺激性股薄肌成形术的主要局限性在于患者无法自主收缩移植的肌肉，并且肌肉在生理上无法长时间维持强直性收缩。

### 11.2.1  技术

患者取截石位，大腿弯曲，充分暴露会阴区，术中麻醉无须肌松。手术首先要切开并游离股薄肌。术者在大腿内侧下方数厘米处切开1个切口，至膝前10cm处。股薄肌的游离必须从其中心部分开始，以保留主要的神经血管蒂。术者左手食指置于股薄肌下，将肌肉拉出，解剖邻近的结缔组织，凝固额外的二级血管蒂。左手中指穿透远端肌腱至鹅足腱(在胫骨粗隆内侧水平)，在此处切开1个小切口。远端股薄肌肌腱必须在该水平离断，然后将肌肉翻转至会阴，注意避免扭曲或压迫其神经血管蒂。此时，会阴直肠区必须在肛缘与坐骨之间做2个4～5cm的侧切口。为了将游离的股薄肌移植到会阴直肠区域，需要在大腿根部和同侧会阴切口之间开辟1条隧道。该隧道必须足够大，确保能在无张力或阻塞的情况下铺设肌肉，并且要避免扭曲肌肉。旋股薄肌通过隧道后进入会阴直肠区，令其完全环绕肛管。避免肌肉与肛管直接接触（因为存在溃疡的风险）或肌肉张力过大（肛管与肌肉之间可容2指通过）很重要。检查肌张力是否正确后，用骨科肌腱夹将远端肌腱固定在对侧（γ形环）或同侧（α形环）坐骨上。固定过程中，大腿必须保持完全内收位，以实现充分的紧缩，避免后续松动。止血后，关闭会阴切口，不必放置引流管。定位2个神经刺激电极并插入肌肉中，阳极位于远端部分，阴极位于近端部分。电极用不可吸收的4—0 Prolene缝线固定。将电极连接到外部刺激器上，需要明确刺激器能与肌肉的刺激阈值和最大刺激值匹配。放置神经肌肉起搏器需要在游离肌肉的同侧髂窝切开1个切口，以提供从大腿根部到前腹壁的皮下入路。然后，导丝通过该皮下通路到达腹直肌鞘，并与神经肌肉起搏器连接。将起搏器放置在皮下间隙，用不可吸收缝线固定在筋膜上。手术结束时关闭大腿部切口，并停止电刺激。将Redon负压引流管插入大腿并通过胫骨切口引流。

确切止血后，用可缓慢吸收的缝线连续缝合皮下组织和肌层，最后用不可吸收缝线连续缝合皮肤。刺激器通过感应与放置刺激电极时确定的参数同步[11]。

## 11.2.2　结果

Wexner等[12]报告了一项多中心研究的结果，该研究在1993—1999年间对115名患者施行了电刺激股薄肌成形术。术后1年的有效率为62%，失禁发作频率减少50%认定为治疗有效，这些患者在接受电刺激股薄肌成形术时都没有做肠造口。在术后18个月和24个月时，分别有55%和56%的患者有效。其中15%的患者为完全失禁；42%的患者失禁水平在50% ~ 99%。电刺激股薄肌成形术时同期造口的患者，1年后的有效率为37.5%，而在随访至18个月时有效率大幅提高到62%，患者的生活质量也得到了显著改善。一项关于动力性肌成形术的系统性文献综述[13]显示，该手术有不可忽视的并发症发生率，平均每位患者有1.12（0.14 ~ 2.08）人次并发症发生。这些数据表明，要么所有患者至少出现1种并发症，要么一些患者出现多种并发症，如感染（28%）、刺激器故障或电极故障（15%）和腿痛（13%）。其他并发症的发生率超过5%，包括便秘或排便受阻、肛门疼痛、直肠或股薄肌损伤以及起搏器电池耗尽。手术疗效的满意度从42%到85%不等。每位患者移出刺激器的原因从0.14个到1.07个不等，包括股薄肌对肛管的损害、使用灌肠剂导致直肠穿孔、电极或刺激器排斥、便秘、电极移位、股薄肌肌腱与坐骨分离、电池故障、肛周脓肿、疼痛、肛瘘或会阴疝。欧洲和加拿大仍在进行动力性股薄肌肛门成形术，但该手术尚未在美国获得批准。目前，这种方法的使用主要局限于少数几个中心，这些中心有足够的患者数量和手术经验，可以确保较低的并发症发生率和令人满意的疗效。

## 11.3　人工括约肌

首次为大便失禁患者植入人工括约肌的报道是在1987年[14]。目前有两种类型的人工括约肌：一种是最初开发用来替代尿道括约肌的肛门括约肌（Acticon人工括约肌，American Medical Systems，Mn，USA）[15]，另一种是较新的磁性肛门括约肌（Fenix人工括约肌，Medical Thorax，Mn，USA）[16]。

### 11.3.1　Acticon 人工括约肌

Acticon人工肠道括约肌是一种可完全植入的假体，由硅树脂弹性体制成。它由1个肛周括约肌环（袖带）、1个调节容器（球囊）和1个控制泵组成。

肛周括约肌环被植入肛管上部。这3个元件由1根耐扭结管连接。压力调节器位于膀胱外侧的Retzius间隙，用于控制闭合环对肛管施加的压力。控制泵男性植入在阴囊，女性植入在大阴唇，其上部包含1个电阻器和1个停止按钮。泵的下部由1个活塞组成，患者挤压活塞将液体输送到植入物内[15-17]。人工括约肌采用半自动方式工作[15]。括约肌在接近生理水平的低压下自动提供恒定的肛门闭合，压力通过压力调节泵传递到肛周括约肌环（袖带）。患者可自主控制排空：通过将液体从充气罩囊转移到压力调节储液器来打开肛门。按压调节泵的活塞5~10次即可实现液体转移。通过逐渐恢复袖带中的基线压力，肛门会在几分钟内自动闭合。

## 11.3.1.1 技术

在肛周或其侧方做一切口[17-18]，然后在肛管上部建立1个约5cm深的隧道，并用手指进行钝性分离。然后沿着肛周间隙插入一把长弯钳，引导出长度筛选器，以确定待植入括约肌袖带的长度。

袖带管子穿过肛管末端的间隙，形成围绕肛管的闭合环。闭合完成后，通过直肠指检，可以确认括约肌袖带的闭合效果。

于腹部耻骨上水平做一小切口，在Retzius腹膜下间隙的膀胱外侧创建一个空间，放置压力调节球囊。括约肌袖带管子从会阴切口进入，在皮下潜行，到达腹部切口。

然后给括约肌袖带充气，在腹膜下方植入空的压力调节球囊，并用40mL不透射线的等渗液体加压。然后使用Hegar扩张器从腹部切口到阴囊或阴唇创建1个皮下隧道，将控制泵插入其中。

## 11.3.1.2 结果

人工括约肌具有显著且持久改善患者大便失禁的效果。但是最近的两项前瞻性研究[19-20]显示，约50%的患者需要再次进行手术，25%~35%的患者需要更换人工括约肌装置。不过85%的患者对人工括约肌的正常功能和操作表示满意[19]。Wong等[20]统计，人工括约肌的6年成功率为67%，功能效果和生活质量均令人满意。Darnis等[21]的研究结果却不那么乐观：所有纳入研究的患者都至少出现了1种并发症。76%的患者出现皮肤感染或溃疡；29%的患者出现会阴疼痛；38%的患者出现直肠排泄功能障碍；81%的患者需要移除人工括约肌。与骶神经刺激相比，Acticon人工括约肌似乎能提供更好的大便失禁治疗效果[22]。不过，由于植入后发生远期便秘的概率较高，而且该技术的创伤较大，因此建议将其作为二线治疗方式。值得注意的是，最近由于卫生主管部门未能延长该设备的报销范围，该设备的使用受到了限制。目前，植入人工肛门括约肌需要事先获得卫生局的个案批准，这样就将Acticon的使用限制在少数几个专业中心[6]。

## 11.3.2　Fenix 磁性人工括约肌

Fenix磁性人工括约肌的灵感来自于最近开发的用于治疗胃食管反流的Lynx抗反流装置。该装置由一系列钛珠和密封的钕铁硼磁芯组成。珠子通过独立的钛线连接，形成一个柔性环，环绕肛门外括约肌。该装置根据所需的珠子数量（14～20个）制成不同的长度，以适应不同的肛管周长。使用与最终器械非常相似的测量器械来确定适当的配置。打开相邻微珠所需的分离力约相当于100g，这是根据动物实验以及文献中健康人和排便障碍者的排泄力数据选择的[16-23]。排便时，患者仅需像正常排便一样用力。应变产生的力决定了促进粪便通过器械所需的微珠数量。该装置设计具有超大直径容量，因此不会限制排便或造成过度张力[16]。

### 11.3.2.1　技术

该装置通常在全身麻醉下植入。在会阴体处做1个切口，小心地切开肛管直肠前间隔，深度为距肛缘3～5cm。然后插入测量仪器，在透视下准确测量肛管直肠交界处的周长。之后取出测量工具，根据周长确定环绕肛管的植入装置所需的金属珠子数量[16]。

### 11.3.2.2　结果

Fenix磁性人工括约肌显示出良好的早期效果。磁性"袖带"对肛管的被动加固是这项技术的独创性和简便性所在。患者只需用力排空直肠即可，无须做其他任何事情[23]。Lehur等[16]的报告显示，21.4%的病例发生了手术部位感染，14.3%的病例需要移除装置。中位随访6个月后，21.4%的患者不再使用磁性括约肌。与传统的人工肛门括约肌相比，磁性人工肛门括约肌的手术时间和住院时间明显缩短[24]。就翻修率和退出率而言，两种括约肌的短期功能结局相似。尽管这些结果令人鼓舞，但磁性括约肌的使用目前仅限于少数几个中心，其疗效仍在研究中[23]。

# 11.4　顺行结肠灌肠

1990年，Malone等[25]首次将顺行结肠灌肠用于治疗儿童大便失禁。它包括根据Mitrofanoff原则[26]创建1个有可控的造口。最初的手术包括切除阑尾及其系膜，同时保留阑尾动脉。然后创建1个黏膜下隧道，将阑尾远端缝合到隧道中。然后将阑尾作为造口从右下腹壁穿出。后来，对这种技术进行了一些改进，使用了回肠末端[27]、盲肠、左结肠或胃[28]。各种情况下都会在造口处放置Foley导管，放置15d后开始进行顺行灌肠。这包括将水和（或）灌肠液顺行引入结肠，排空结肠中的粪便，以缓解便秘和大便失禁[29]。

## 11.4.1 结果

只有极少数研究对结果进行了描述。Chéreau等[29]分析了75名接受顺行结肠灌肠的患者，其中5.3%的患者出现早期并发症，16%的患者出现晚期并发症（3个月后）。早期并发症包括医源性小肠穿孔、回肠炎和术后盆腔脓肿。主要的晚期并发症是造口狭窄，发生率从8% ~ 50%不等[29-30]。

中位随访时间为48个月，86%的患者治疗成功。所有大便失禁患者的Wexner评分和生活质量评分均有所改善。

# 11.5 结肠造口术

结肠造口术可被作为大便失禁的一线治疗，但事实上，它一直被作为其他治疗失败患者的最后治疗手段[31]。尽管结肠造口术具有治愈潜力，但它会影响患者的生活质量，主要是因为患者的身体状态会发生改变，并持续感觉处于生病状态[32]。然而，一项针对结肠造口术患者的研究显示，其可接受的社会功能比大便失禁患者的生活质量评分更高[33]。Norton等[34]报告，如果让因大便失禁而进行结肠造口的患者再次选择，其中有84%的人还是会选择进行结肠造口术。结肠造口术后的死亡率约为2%[13]，并发症主要包括出血和造瘘口旁疝[35]。长期并发症包括皮疹、渗漏和水肿，但这些主要是由于造口管理不当造成的[36]。在大多数情况下，会采用乙状结肠造口术，其优点是易于操作。乙状结肠造口由于有成形粪便的存在，使用造口装置确实更容易管理。如今，造口装置的改进为大便失禁患者提供了更好的生活质量，几乎可以进行正常的体育和社交活动[6]。至于如何正确处理造口下游的直肠乙状结肠部分，文献中仍存在争议，没有明确的观点[31]。

# 参考文献

[1] Landefeld C, Bowers B, Feld A, et al. National Institutes of Health state-of-the-science conference statement: prevention of fecal and urinary incontinence in adults. Ann Intern Med. 2008;148(6):449–458.

[2] Bordeianou L, Rockwood T, Baxter N, et al. Does incontinence severity correlate with quality of life? Prospective analysis of 502 consecutive patients. Colorectal Dis. 2008;10(3):273–279.

[3] Italian Society of Colorectal Surgery (SICCR), Pucciani F, Altomare DF, Dodi G, et al. Diagnosis and treatment of faecal incon-

tinence: consensus statement of the Italian Society of Colorectal Surgery and the Italian Association of Hospital Gastroenterologists. Dig Liver Dis. 2015;47(8):628–645.

[4] Madoff RD. Surgical treatment options for fecal incontinence. Gastroenterology. 2004;126(1 Suppl 1):S48–54.

[5] Damon H, Vitton V, Soudan D. Incontinence anale de l'adulte. New York: Springer; 2013.

[6] Meurette G, Duchalais E, Lehur PA. Surgical approaches to fecal incontinence in the adult. J Visc Surg. 2014;151(1):29–39.

[7] Pickrell KL, Broadbent TR, Masters FW, Metzger JT. Construction of a rectal sphincter and restoration of anal continence by transplanting the gracilis muscle; a report of four cases in children. Ann Surg. 1952;135(6):853–862.

[8] Dickson JAS, Nixon HH. Control by electronic stimulator of incontinence after operation for anorectal agenesis. J Pediatr Surg. 1968;3(6):696–701.

[9] Baeten CG, Konsten J, Spaans F, et al. Dynamic graciloplasty for treatment of faecal incontinence. Lancet. 1991;338(8776):1163–1165.

[10] Williams NS, Patel J, George BD, et al. Development of an electrically stimulated neoanal sphincter. Lancet. 1991;338(8776):1166–1169.

[11] Sans A, Mege D, Sielezneff I. One-stage dynamic graciloplasty for anal incontinence. J Visc Surg. 2017;154(6):437–448.

[12] Wexner SD, Baeten C, Bailey R, et al. Long-term effcacy of dynamic graciloplasty for fecal incontinence. Dis Colon Rectum. 2002;45(6):809–818.

[13] Chapman AE, Geerdes B, Hewett P, et al. Systematic review of dynamic graciloplasty in the treatment of faecal incontinence. Br J Surg. 2002;89(2):138–153.

[14] Christiansen J, Lorentzen M. Implantation of artifcial sphincter for anal incontinence. Lancet. 1987;2(8553):244–245.

[15] Lehur PA, Michot F, Glemain P, Mortreux JC. Le sphincter artifciel péri-anal AMS 800 dans le traitement de l'incontinence anale grave. Modalités de fonctionnement et technique d'implantation. Lyon Chir. 1996;92:251–255.

[16] Lehur PA, McNevin S, Buntzen S, et al. Magnetic anal sphincter augmentation for the treatment of fecal incontinence: a preliminary report from a feasibility study. Dis Colon Rectum. 2010;53(12):1604–1610.

[17] O'Brien PE, Skinner S. Restoring control: the Acticon Neosphincter artifcial bowel sphincter in the treatment of anal incontinence. Dis Colon Rectum. 2000;43(9):1213–1216.

[18] Christiansen J, Sparso B. Treatment of anal incontinence by an implantable prosthetic anal sphincter. Ann Surg. 1992;215(4):383–386.

[19] Wong WD, Congliosi SM, Spencer MP, et al. The safety and effcacy of the artifcial bowel sphincter for fecal incontinence: results from a multicenter cohort study. Dis Colon Rectum. 2002;45(9):1139–1153.

[20] Wong MTC, Meurette G, Wyart V, et al. The artifcial bowel sphincter: a single institution experience over a decade. Ann Surg. 2011;254(6):951–956.

[21] Darnis B, Faucheron JL, Damon H, Barth X. Technical and functional results of the artifcial bowel sphincter for treatment of severe fecal incontinence: is there any beneft for the patient? Dis Colon Rectum. 2013;56(4):505–510.

[22] Meurette G, La Torre M, Regenet N, et al. Value of sacral nerve stimulation in the treatment of severe fecal incontinence: a comparison to the artifcial bowel sphincter. Colorectal Dis. 2009;11(6):631–635.

[23] Bharucha AE, Croak AJ, Gebhart JB, et al. Comparison of rectoanal axial forces in health and functional defecatory disorders. Am J Physiol Gastrointest Liver Physiol. 2006;290(6):G1164–1169.

[24] Wong MTC, Meurette G, Stangherlin P, Lehur PA. The magnetic anal sphincter versus the artifcial bowel sphincter: a comparison of 2 treatments for fecal incontinence. Dis Colon Rectum. 2011;54(7):773–779.

[25] Malone PS, Ransley PG, Kiely EM. Preliminary report: the antegrade continence enema. Lancet. 1990;336(8725):1217–1218.

[26] Mitrofanoff P. Cystostomie continente trans-appendiculaire dans le traitement des vessies neurologiques. Chir Pediatr. 1980;21(4):297–305.

[27] Christensen P, Kvitzau B, Krogh K, et al. Neurogenic colorectal dysfunction: use of new antegrade and retrograde colonic wash-out methods. Spinal Cord. 2000;38(4):255–261.

[28] Kurzrock EA, Karpman E, Stone AR. Colonic tubes for the antegrade continence enema: comparison of surgical technique. J Urol. 2004;172(2):700–702.

[29] Chéreau N, Lefèvre JH, Shields C, et al. Antegrade colonic enema for faecal incontinence in adults: long-term results of 75 patients. Colorectal Dis. 2011;13(8):e238–242.

[30] Patel AS, Saratzis A, Arasaradnam R, Harmston C. Use of antegrade continence enema for the treatment of fecal incontinence and functional constipation in adults: a systematic review. Dis Colon Rectum. 2015;58(10):999–1013.

[31] Bharucha AE, Rao SSC, Shin AS. Surgical interventions and the use of device-aided therapy for the treatment of fecal incontinence and defecatory disorders. Clin Gastroenterol Hepatol. 2017;15(12):1844–1854.

[32] Krouse RS, Grant M, Wendel CS, et al. A mixed-methods evaluation of health-related quality of life for male veterans with and without intestinal stomas. Dis Colon Rectum. 2007;50(12):2054–2066.

[33] Colquhoun P, Kaiser R Jr, Efron J, et al. Is the quality of life better in patients with colostomy than patients with fecal incontience? World J Surg. 2006;30(10):1925–1928.

[34] Norton C, Burch J, Kamm MA. Patients' views of a colostomy for fecal incontinence. Dis Colon Rectum. 2005;48(5):1062–1069.

[35] Rao SSC. Current and emerging treatment options for fecal incontinence. J Clin Gastroenterol. 2014;48(9):752–764. 36. Nugent KP, Daniels P, Stewart B, et al. Quality of life in stoma patients. Dis Colon Rectum. 1999;42(12):1569–1574.

[36] Nugent KP, Daniels P, Stewart B, et al. Quality of life in stoma patients. Dis Colon Rectum. 1999;42(12):1569–1574.

（杨少辉　黄伟　译）

# 第十二章

# 外伤性会阴及括约肌缺损的外科重建

**12**

Bruno Roche, Frédéric Ris

## 12.1 导言

　　肛门括约肌失禁（Anal Sphincter Incontinence，ASI）是由1个或多个控便的解剖组件功能受损所致，这些解剖组件包括肛门内括约肌（Internal Anal Sphincter，IAS）、肛门外括约肌（External Anal Sphincter，EAS）、盆底肌、确保直肠顺应性的肛垫，以及肛周感觉运动组织[1]。ASI的治疗主要以保守治疗为主，但对于保守治疗失败且合并有肛门外括约肌或肛门内括约肌大面积缺损的ASI患者，则建议行括约肌修复手术[2-3]。此外，一个容易漏诊的ASI特征是肛提肌（Levator ani，LA）撕脱，基于此，笔者最新提出了通过修复肛提肌、恢复耻骨直肠解剖来治疗ASI的外科手术方案[4]。

## 12.2 肛门括约肌损伤的病理生理学

### 12.2.1 括约肌损伤的机制

　　在ASI患者中，至少有两种机制会导致盆底结构或功能发生改变。第1种是会阴撕裂、拉伸或缺

B. Roche (✉) · F. Ris
Proctology Unit, Service of Visceral Surgery, Department of Surgery,
University Hospitals of Geneva, Geneva, Switzerland
e-mail: bruno.roche@grangettes.ch; frederic.ris@hcuge.ch

© The Author(s) 2023
L. Docimo, L. Brusciano (eds.), Anal Incontinence, Updates in Surgery,
https://doi.org/10.1007/978-3-031-08392-1_12

血造成的括约肌损伤，最典型的是产伤[5]，在分娩时行会阴切开术也常与肛门失禁有关[6]。第2种机制涉及盆底肌肉的退化，这种退化随着年龄的增长而出现，尤其是在绝经后，因为盆底结构对激素变化敏感[5]。

### 12.2.2　急性肛门括约肌损伤与愈合

急性肛门括约肌损伤和会阴损伤的典型临床情景是产伤，经阴道分娩的产妇中有10%～35%会发生产伤，此类急性会阴损伤可延伸至肛门内括约肌，有时甚至会延伸至直肠[7]。

对于外伤性撕裂、产科撕裂以及医源性括约肌切开等原因所致的会阴损伤，首选治疗方案是手术直接重建受损伤的肌肉。对于新鲜的损伤我们通过端-端括约肌缝合来修复；而对于陈旧性缺损，只要肛提肌功能良好，二次括约肌修复也能取得满意效果[8]。

会阴损伤的评估是临床性的，肛门与会阴距离缩小表明肛门括约肌受损。为了能够精准描述损伤情况、确定受累括约肌的范围（IAS受损、EAS受损或两者皆受损）、并准确评估损伤程度，我们常规使用肛管超声检查。括约肌损伤后最常见的症状是一定程度的肛门失禁。

如果有会阴部不对称并伴有肛门偏斜的情况，应高度怀疑存在肛提肌的撕裂。超声波和磁共振成像能够对损伤进行精准评估（图12.1）。这些损伤大多发生在器械分娩后。表12.1列出了这些损伤可引起的症状。

## 12.3　肛门括约肌和肛提肌修复手术

### 12.3.1　手术的一般注意事项

将患者置于截石位，患者接受头孢菌素和甲硝唑预防感染，无须做肠道准备，也不行人工造口术。为防止术后疼痛，我们常规使用一种长效麻醉药物进行会阴神经阻滞：通常是20mL 0.5%的左布比卡因（AbbVie Inc., Lake Bluff, IL, USA）[9]。使用Lone Star牵开器（CooperSurgical Inc., Trumbull, CT, USA）。使用含肾上腺素1%利多卡因溶液（Sintetica SA Pharmaceuticals, Couvet, Switzerland）对手术部位进行浸润麻醉。

在急性创伤病例中，当括约肌撕裂合并骨盆骨折、或合并直肠撕裂或穿孔时，需要进行保护性结肠造口术。这种情况从未在产科创伤中发生[10]。

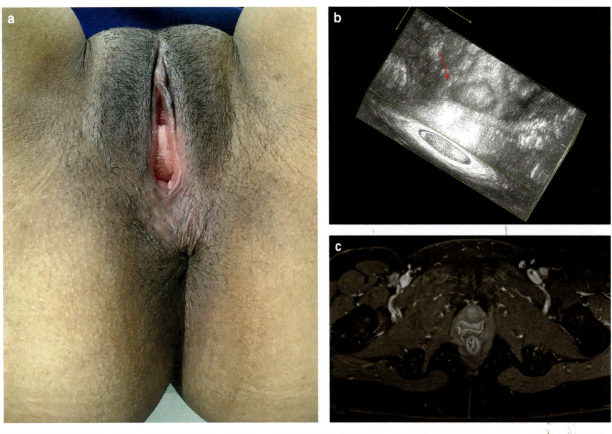

图12.1　耻骨直肠肌断裂的临床检查和超声评估。a. 中线不对称。该患者的肛门回缩并移至左侧，右侧耻骨直肠肌断裂。b.3D 肛管超声图像，同一患者的冠状位前后视图（A-P），示右侧耻骨直肠肌缺损（白色细箭头），左侧耻骨直肠肌正常（白色粗箭头）。c. 右侧肛提肌和耻骨直肠肌断裂的 MRI 图像

表 12.1　已报道的肛提肌撕裂症状

| 已报道的症状 |
| --- |
| 肛门失禁<br>—气体失禁<br>—液便失禁<br>—固便失禁 |
| 尿失禁 |
| 排便困难 |
| 肛门指检操作 |
| 阴道气体（阴道鸣音） |
| 性交痛 |
| 性交无快感 |
| 肛提肌撕裂处疼痛 |

### 12.3.2　括约肌修复的手术技巧

　　该手术（图12.2）始于会阴区域与外括约肌平行的弧形切口，至少延伸180°～200°，保证足够的术野来进行括约肌的解剖，无须分离内括约肌和外括约肌。准确解剖肌肉，并保护位于3点钟方向和9点钟方向的神经分支和供血血管。由于手术区域缺乏血供，肌肉与其他解剖结构容易区分，且不容易形成错误层面，我们倾向于不使用电凝。继续解剖整个外括约肌直达肛提肌，然后使用2—0的长效可吸收缝合线重叠缝合肌肉，恢复肛管长度，垂直缝合会阴部皮肤[11]。

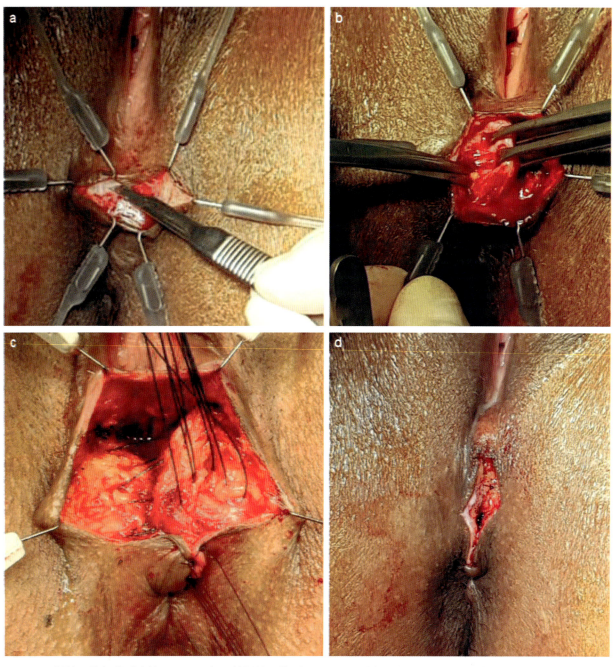

图12.2　括约肌修复的手术技巧。a. 平行于外括约肌的弧形切口。b."整块"分离括约肌，保护位于3点钟方向和9点钟方向的神经分支和供血血管。c. 用2—0长效可吸收缝线重叠缝合肌肉。d. 垂直缝合会阴部皮肤

### 12.3.3　肛提肌修复的手术技巧

首先在阴道后壁做半环形切口（图12.3），放置牵开器并将直肠阴道隔解剖至阴道穹隆顶部。

我们可以通过识别坐骨直肠窝中脂肪是否取代了肌肉来确认肛提肌损伤。肌肉可以部分或完全撕裂，当肛提肌完全撕裂时，肌肉会缩回到直肠下方。从坐骨棘沿直肠外侧开始轻柔地解剖直肠侧部，直至肛门括约肌的上部，以便观察和松解耻骨直肠肌。然后使用2—0 Maxon GU46 U型缝合线（Covidien，Dublin，Ireland）重新缝合肌肉，一般缝合2 ~ 5针，结合触诊将肌肉固定在耻骨下部。

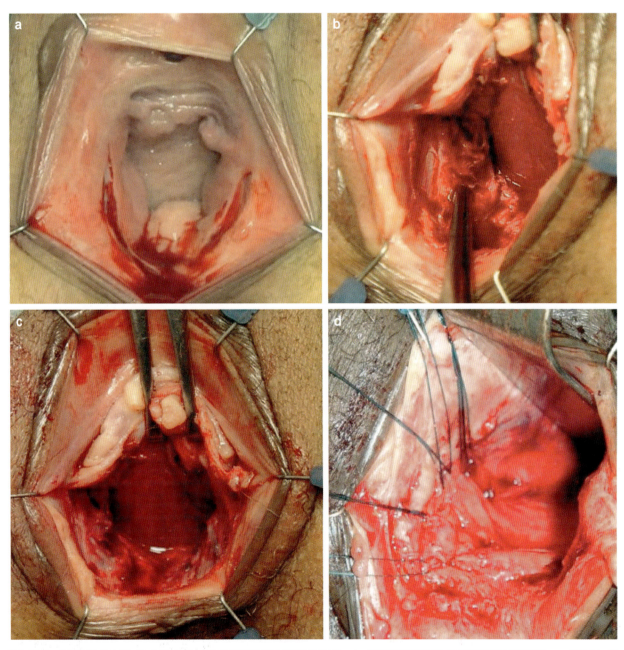

图12.3　肛提肌修复的手术技巧。a. 在阴道后壁做半环形切口。b. 解剖直肠阴道隔直至阴道穹隆顶部。c. 识别右侧受损的肛提肌。d. 在耻骨下部用 U 型 2—0 单股可吸收缝线固定肌肉

止血完成后，使用单股可吸收缝线连续缝合阴道黏膜。最后，留置导尿管并将1支含有雌激素乳膏的棉签插入阴道中留置24h[12]。

### 12.3.4　术后管理

患者在术后第2天接受125mL灌肠。我们会添加肌松弛药(替扎尼定，每日4mg)和非甾体类抗炎药，用于术后止痛。术后通常会使用排便调节剂。患者每天只需用清水（淋浴）清洁伤口4～6次[12]。

### 12.3.5　术后并发症

我们采用Clavien-Dindo分类法来界定术后并发症[13]。术后并发症通常较轻微。在括约肌修复术中，主要的并发症是皮肤裂开，28.6%的患者会出现这种情况，需要密切随访以防止伤口感染，但症状通常会在后期自行愈合。

在肛提肌修复术中，我们发现并发症的发生率为13.5%：术后48h疼痛（5.8%）；需要外科引流的血肿（1.9%）；尿潴留（3.9%）；会阴脓肿（1.9%）。

## 12.4　括约肌和肛提肌修复的功能效果

### 12.4.1　括约肌成形术后的早期疗效

在大多数研究中，采用前入路的外括约肌成形术的短期疗效极佳或良好，可改善71%～86%的大便失禁情况[14-18]。产伤的恢复效果似乎比外伤（非产伤）或术后损伤后的效果更好[10-19]。这可能是因为创伤的机制导致内括约肌和外括约肌之间的正常连接中断，破坏了部分肌肉组织，并诱发神经损伤。

### 12.4.2　括约肌修复成功的预后因素

关于肛门括约肌成形术后疗效预测因素还没有很好地阐明。一些研究报告指出，年龄和神经情况会对括约肌修复效果产生负面影响。

#### 12.4.2.1　年龄

与一些已发表的研究相比，我们没有观察到年轻和年长患者（＜62岁和＞62岁）的术后疗效有任何差异。两组患者的术后评分都有相同的改善。Cleveland诊所报告了相似的结果，他们使用以下评分表对60岁以下和60岁以上的患者进行比较：

（1）大便失禁生活质量量表。

（2）大便失禁严重程度指数评分。

（3）Cleveland全球生活质量量表。

（4）患者满意度调查问卷。

他们发现，重叠括约肌修复术后的长期大便失禁严重程度指数评分和大便失禁生活质量量表评分具有可比性。这表明年龄并不是重叠括约肌修复术后疗效的预测因素，而且这种手术对年轻和年长患者都是可行的[20-22]。

### 12.4.2.2　阴部神经完整性

Gilliland等[23]对100例括约肌成形术进行了回顾研究，结果表明，双侧正常的阴部神经末梢运动潜伏期是重叠括约肌成形术后长期成功的唯一预测因素。

阴部运动潜伏期测试已被放弃。在最近的一项研究中，我们发现术前通过超声波测量耻骨直肠肌的收缩情况可以预测大便失禁患者括约肌修复术是否成功[8]。

这种简便、无创的检查是预测括约肌修复术疗效的可靠的术前检测方法。并且，这种超声评估准确且可重复[24]。

### 12.4.3　括约肌修复的远期疗效

有几位作者注意到，随着时间的推移，术后的疗效变差。来自St. Mark's医院的研究表明，5年后只有约50%的患者病情持续好转[25]。疗效变差的原因包括瘢痕、某些病例中的括约肌重建失败、与手术相关的失神经支配和血流供应的中断以及衰老。有趣的是，据观察，随着时间的推移，功能性临床结局的变差并不会影响患者的生活质量[26-27]。

### 12.4.4　什么是括约肌修复失败的最佳选择

2014年，Hong等分析了治疗括约肌成形术失败患者的最佳方案。他们比较了重复括约肌成形术（Repeat Sphincteroplasty, RS）、人工肠道括约肌（Artificial Bowel Sphincter, ABS）和骶神经刺激术（Sacral Nerve Stimulation, SNS）。他们发现，在括约肌成形术失败后，RS、ABS和SNS对大便失禁的改善效果相似。他们认为由于ABS和SNS增加了手术并发症和再手术率，RS可能是括约肌成形术失败患者的第一选择[28]。

表 12.2　耻骨直肠肌修复术的效果

| 症状 | 术前 | 术后 | | |
| --- | --- | --- | --- | --- |
| | | 完全消失 | 部分改善 | 无改善 |
| 排便困难 | 53.9% | 64.3% | 35.7% | 0 |
| 阴道气体 | 32.7% | 47.1% | 41.2% | 11.7% |
| 性交困难 | 38.5% | 45.0% | 55.0% | 0 |
| 撕裂处疼痛 | 46.2% | 0 | 50.0% | 50.0% |

### 12.4.5　肛提肌修复术的效果

在研究中，我们使用Wexner评分对术前和肛提肌修复术后6个月的肠道功能进行了评估。在大便失禁方面，Wexner评分从术前的4.5 ± 6.78降至术后的0 ± 3.30（$P<0.0001$）。

术后6个月，我们用视觉模拟评分表对结果进行分类评估。结果分为三类：完全消失、部分改善（50%）、无改善。结果见表12.2。

大多数主诉有排便困难、阴道气体或性交困难症状的患者术后都得到了解决或改善。所有术前需要手指辅助排便的患者这一问题都得到解决。遗憾的是，只有半数患者的疼痛症状得到了改善。有趣的是，76%的肛提肌修复术后患者的尿失禁症状得到了改善。其余患者（24%）接受了手术干预（经闭孔吊带手术或无张力阴道悬吊术）。最后，只有1名患者出现了持续性尿失禁。我们观察到，术后所有病例会阴部在挤压和静止体位时的对称性都有所改善。最后，65.4%的患者在术前表示由于症状带来的尴尬而完全没有性生活，而在术后，91.18%的患者表示在肛提肌修复术后恢复了性生活[4]。

## 12.5　括约肌和会阴修复术的未来

笔者团队已经证明，括约肌修复术在短期内能取得不错效果。虽然没有关于肛提肌修复术的数据，但预计会有类似结果出现。

将细胞疗法用于肛门括约肌修复可能是未来的趋势。临床前和临床研究已经证明，多能细胞用于AIS是安全的。已发表的注射安慰剂的临床对照研究显示了其良好的效果[29-31]。考虑到AIS是一种长期演变的疾病，这些对照研究的随访时间还相对较短。

治疗ASI的理想疗法应具有成本效益和长期疗效。常规使用细胞疗法似乎成本很高[32]。Trébol等估计，在西班牙，4000万个自体脂肪衍生细胞的最大生产成本为7400美元，1亿个异体脂肪衍生细胞的最大生产成本为8500欧元[33]。在笔者所在医院，括约肌成形术的费用为5000美元，一般住院时间为2d。

最近，Gräs等提出了一种替代细胞移植的经济有效的肛门括约肌再生方法。作者讨论了向受伤的肛门括约肌注射碎肌纤维而非扩增细胞的可能性[34]。人们对其确切的内在机制仍知之甚少，仍需进行研究以了解哪些因素和条件会导致细胞移植、分化并最终实现组织再生[35-36]。为了选择合适的细胞制剂和技术需要更好地了解括约肌病变/修复和括约肌愈合的自然史。

一些研究小组报告了1种不同的方法，考虑将细胞疗法作为括约肌修复的附加疗法，在损伤后直接进行，以模拟急性产科撕裂的初级修复，或在一段时间后进行[37-44]。在不久的将来，必须确定干细胞和祖细胞在肛门括约肌失禁中的最佳用途：是替代手术，还是作为手术的辅助手段。

# 12.6　结论

括约肌成形术和肛提肌修复术是修复因外伤、手术或产伤造成的括约肌和会阴撕裂的安全手术。成功与否取决于精确的术前评估和精细的手术技术。

括约肌成形手术在术后3年的时间内能保持良好的控便效果。括约肌或会阴修复术没有年龄限制。成功修复的最佳预后因素是保留耻骨直肠肌收缩和足够的移位。如果我们长期观察到肛门失禁的临床恶化，生活质量不会受到影响。2/3的肛提肌缺陷患者可以通过手术矫正。两种手术的耐受性都很好。由于我们不使用外来材料（例如合成网），因此感染、溃疡糜烂或其他并发症的风险可降至最低，从而降低了手术的总体成本。

干细胞和祖细胞移植似乎是治疗肌肉缺陷的一种很有前途的方法。在不久的将来，我们必须确定干细胞和祖细胞在肛门括约肌失禁中的最佳用途：是替代手术，还是作为手术的辅助手段。

*纪念我们的导师Marc Claude Marti教授（1941—2001）。*

# 参考文献

[1] Williams KS, Shalom DF, Winkler HA. Faecal incontinence: a narrative review of clinic-based management for the general gynaecologist. J Obstet Gynaecol. 2018;38(1):1–9.

[2] Nandivada P, Nagle D. Surgical therapies for fecal incontinence. Curr Opin Gastroenterol. 2014;30(1):69–74.

[3] Wexner SD, Bleier J. Current surgical strategies to treat fecal incontinence. Expert Rev Gastroenterol Hepatol. 2015;9(12):1577–1589.

[4] Alketbi MSG, Meyer J, Robert-Yap J, et al. Levator ani and puborectalis muscle rupture: diagnosis and repair for perineal instability. Tech Coloproctol. 2021;25(8):923–933.

[5] Rao SSC. Pathophysiology of adult fecal incontinence. Gastroenterology. 2004;126(1 Suppl 1):S14–22.

[6] LaCross A, Groff M, Smaldone A. Obstetric anal sphincter injury and anal incontinence following vaginal birth: a systematic review and meta-analysis. J Midwifery Womens Health. 2015;60(1):37–47.

[7] Meister MR, Rosenbloom JI, Lowder JL, Cahill AG. Techniques for repair of obstetric anal sphincter injuries. Obstet Gynecol Surv. 2018;73(1):33–39.

[8] Zufferey G, Perneger T, Robert-Yap J, et al. Measure of the voluntary contraction of the puborectal sling as a predictor of successful sphincter repair in the treatment of anal incontinence. Dis Colon Rectum. 2009;52(4):704–710.

[9] Mölle B, Ommer A, Lange J, Girona J. Chirurgische proktologie. New York: Springer; 2018.

[10] Roche B, Michel JW, Deleaval JP, et al. Lésions traumatiques de l'anorectum. Swiss Surg. 1998;4(5):249–252.

[11] Markaryan DR, Tsarkov PV, Tulina IA, et al. Modern technique for sphincter repair after obstetric perineal trauma—a video vignette. Colorectal Dis. 2020;22(10):1456–1457.

[12] Ris F, Alketbi M, Scarpa CR, et al. Levator ani repair by transvaginal approach. Tech Coloproctol. 2019;23(2):167–169.

[13] Clavien PA, Barkun J, de Oliveira ML, et al. The Clavien-Dindo classifcation of surgical complications: fve-year experience. Ann Surg. 2009;250(2):187–196.

[14] Engel AF, Kamm MA, Sultan AH, et al. Anterior anal sphincter repair in patients with obstetric trauma. Br J Surg. 1994;81(8):1231–1234.

[15] Young CJ, Mathur MN, Eyers AA, Solomon MJ. Successful overlapping anal sphincter repair: relationship to patient age, neuropathy, and colostomy formation. Dis Colon Rectum. 1998;41(3):344–349.

[16] Zorcolo L, Covotta L, Bartolo DCC. Outcome of anterior sphincter repair for obstetric injury: comparison of early and late results. Dis Colon Rectum. 2005;48(3):524–531.

[17] Barisic GI, Krivokapic ZV, Markovic VA, Popovic MA. Outcome of overlapping anal sphincter repair after 3 months and after a mean of 80 months. Int J Colorectal Dis. 2006;21(1):52–56.

[18] Johnson E, Carlsen E, Steen TB, et al. Short- and long-term results of secondary anterior sphincteroplasty in 33 patients with obstetric injury. Acta Obstet Gynecol Scand. 2010;89(11):1466–1472.

[19] Sangalli MR, Marti MC. Results of sphincter repair in postobstetric fecal incontinence. J Am Coll Surg. 1994;179(5):583–586.

[20] 20. Zutshi M, Tracey TH, Bast J, et al. Ten-year outcome after anal sphincter repair for fecal incontinence. Dis Colon Rectum. 2009;52(6):1089–1094.

[21] El-Gazzaz G, Zutshi M, Hannaway C, Gurland B, Hull T. Overlapping sphincter repair: does age matter? Dis Colon Rectum. 2012;55(3):256–261.

[22] Simmang C, Birnbaum EH, Kodner IJ, et al. Anal sphincter reconstruction in the elderly: does advancing age affect outcome?

Dis Colon Rectum. 1994;37(11):1065–1069.

[23] Gilliland R, Altomare DF, Moreira H, et al. Pudendal neuropathy is predictive of failure following anterior overlapping sphincteroplasty. Dis Colon Rectum. 1998;41(12):1516–1522.

[24] Zufferey G, Perneger T, Robert-Yap J, et al. Accuracy of measurement of puborectal contraction by perineal ultrasound in patients with faecal incontinence. Colorectal Dis. 2011;13(8):e234–237.

[25] Malouf AJ, Norton CS, Engel AF, et al. Long-term results of overlapping anterior analsphincter repair for obstetric trauma. Lancet. 2000;355(9200):260–265.

[26] Glasgow SC, Lowry AC. Long-term outcomes of anal sphincter repair for fecal incontinence: a systematic review. Dis Colon Rectum. 2012;55(4):482–490.

[27] Pla-Mart V, Martín-Arévalo J, Marti-Fernandez R, et al. Long-term evolution of continence and quality of life after sphincteroplasty for obstetric fecal incontinence. Ann Coloproctol. 2020;38(1):13–19.

[28] Hong KD, da Silva G, Wexner SD. What is the best option for failed sphincter repair? Colorectal Dis. 2014;16(4):298–303.

[29] Boyer O, Bridoux V, Giverne C, et al. Autologous myoblasts for the treatment of fecal incontinence: results of a phase 2 randomized placebo-controlled study (MIAS). Ann Surg. 2018;267(3):443–450.

[30] Sarveazad A, Newstead GL, Mirzaei R, et al. A new method for treating fecal incontinence by implanting stem cells derived from human adipose tissue: preliminary fndings of a randomized double-blind clinical trial. Stem Cell Res Ther. 2017;8(1):40. https://doi.org/10.1186/ s13287-017-0489-2.

[31] de la Portilla F, Guerrero JL, Maestre MV, et al. Treatment of fecal incontinence with autologous expanded mesenchymal stem cells: results of a pilot study. Colorectal Dis. 2021;23(3):698–709.

[32] Lipsitz YY, Milligan WD, Fitzpatrick I, et al. A roadmap for cost-of-goods planning to guide economic production of cell therapy products. Cytotherapy. 2017;19(12):1383–1391.

[33] Trébol J, Carabias-Orgaz A, García-Arranz M, García-Olmo D. Stem cell therapy for faecal incontinence: current state and future perspectives. World J Stem Cells. 2018;10(7):82–105.

[34] Gräs S, Tolstrup CK, Lose G. Regenerative medicine provides alternative strategies for the treatment of anal incontinence. Int Urogynecol J. 2017;28(3):341–350.

[35] Balaphas A, Schiltz B, Liot E, et al. What is the role of stem cell therapy in the treatment of anal incontinence? Colorectal Dis. 2021;23(2):551–552.

[36] de la Portilla F. Reply to Balaphas et al. Colorectal Dis. 2021;23(4):1002–1003.

[37] Lorenzi B, Pessina F, Lorenzoni P, et al. Treatment of experimental injury of anal sphincters with primary surgical repair and injection of bone marrow-derived mesenchymal stem cells. Dis Colon Rectum. 2008;51(4):411–420.

[38] White AB, Keller PW, Acevedo JF, et al. Effect of myogenic stem cells on contractile properties of the repaired and unrepaired transected external anal sphincter in an animal model. Obstet Gynecol. 2010;115(4):815–823.

[39] Pathi SD, Acevedo JF, Keller PW, et al. Recovery of the injured external anal sphincter after injection of local or intravenous mesenchymal stem cells. Obstet Gynecol. 2012;119(1):134–144.

[40] Jacobs SA, Lane FL, Pham QA, et al. Safety assessment of myogenic stem cell transplantation and resulting tumor formation. Female Pelvic Med Reconstr Surg. 2013;19(6):362–368.

[41] Lane FL, Jacobs SA, Craig JB, et al. In vivo recovery of the injured anal sphincter after repair and injection of myogenic stem cells: an experimental model. Dis Colon Rectum. 2013;56(11):1290–1297.

[42] Fitzwater JL, Grande KB, Sailors JL, et al. Effect of myogenic stem cells on the integrity and histomorphology of repaired transected external anal sphincter. Int Urogynecol J. 2015;26(2):251–256.

[43] Mazzanti B, Lorenzi B, Borghini A, et al. Local injection of bone marrow progenitor cells for the treatment of anal sphincter injury: in-vitro expanded versus minimally-manipulated cells. Stem Cell Res Ther. 2016;7(1):85.

[44] Kuismanen K, Juntunen M, Narra Girish N, et al. Functional outcome of human adipose stem cell injections in rat anal sphinc-

ter acute injury model. Stem Cells Transl Med. 2018;7(3):295–304.

（朱琪琪　周涛　译）

# 第十三章

# 膨胀剂注射和SECCA射频治疗

# 13

Carlo Ratto

## 13.1　注射膨胀剂

### 13.1.1　背景

　　注射膨胀剂在门诊治疗尿失禁（UI）方面，已取得了一定的成功，其具有无须麻醉、低复发率的优点[1]。目前，该方法已成功应用于大便失禁（FI）的治疗。理想的可注射用膨胀剂应具备生物相容性、非致敏性、非免疫原性、非致癌性、易于注射且注射后不迁移于组织的优点。从技术层面上，膨胀剂在载体中稀释后，溶液颗粒的直径不应超过80μm，以避免注射困难；然而，溶液颗粒直径太小容易从注射部位转移。这种微创治疗方法因其较小的创伤而备受关注，并提出了多种药物应用的可能性。然而，注射治疗的应用正在逐渐减少，可能与其疗效不稳定和中长期效果下降相关。

### 13.1.2　早期应用

　　1993年，Shafik[2]首次使用膨胀剂治疗大便失禁，他将聚四氟乙烯糊剂注射到11名患者的肛门黏膜下层中。经过18～24个月的随访，有64%的患者完全痊愈，36%的患者有部分好转。此后，他又

C. Ratto (✉)
Proctology Unit, Fondazione Policlinico Universitario A. Gemelli,
Università Cattolica S. Cuore, Rome, Italy
e-mail: carloratto@tiscali.it

© The Author(s) 2023
L. Docimo, L. Brusciano (eds.), Anal Incontinence, Updates in Surgery,
https://doi.org/10.1007/978-3-031-08392-1_13

为14名患者注射了自体脂肪，经过2～3个月后成功率达到了100%[3]；使用这两种药物并没有出现任何并发症。然而，有报道在尝试使用注射自体脂肪治疗尿失禁时因肺脂肪栓塞而导致患者死亡[4]，目前注射自体脂肪并没有应用于治疗大便失禁。

尽管过去曾使用其他注射剂，如牛真皮胶原蛋白、微球蛋白和聚丙烯酰胺水凝胶，但它们目前尚未得到广泛应用。Kumar D等首次报道了在17名大便失禁患者中应用戊二醛交联的合成牛真皮胶原[5]，经过8个月的随访，发现65%的患者大便失禁症状显著改善。在一项涉及73名患者的研究中，通过3次向肛管近端注射胶原蛋白，63%的患者大便失禁症状得到改善，尤其是其中49名特发性大便失禁的患者[6]。然而，合成胶原蛋白可能引起过敏反应，且随着时间推移可能发生降解。一些学者通过在大便失禁患者中注射交联硅胶微球，降低大便失禁程度的评分[7]，但由于可能存在与灭菌相关的安全问题，该材料已停止使用。生物塑料聚乙烯吡咯烷酮水凝胶曾用于10名被动型大便失禁患者[8]，其中只有2名患者在6个月后症状得到改善，但出现了不良反应，如肛门疼痛和溃疡。尽管如此，该产品已被重新命名为PTQ植入剂并在欧洲使用。在一项针对82名重度大便失禁患者的研究中[9]，患者被随机分配接受肛管内超声引导下的PTQ植入剂注射治疗。总体而言，PTQ注射治疗对大便失禁患者的严重程度评分和生活质量均有显著改善，尤其是在经过肛管超声引导下注射治疗的患者中，改善更为显著。其他一些研究[10-14]也报道了注射PTQ后大便失禁患者的严重程度评分显著降低。

目前唯一一项关于使用该生物塑料注射剂的，并有长期（5年）随访的研究，仅有6名患者纳入研究中：其结果显示，St. Mark大便失禁评分的中位数无明显变化[15]。最终，有1名患者接受了结肠造口手术，而剩余的5名患者中有4名患者主观上认为大便失禁有所改善，且生活质量评分提高。

在一项关于交联猪真皮胶原和聚丙烯酰胺水凝胶两种膨胀剂的初步研究中[16]，10名被动型大便失禁患者，排液体和固体粪便，被随机分配接受其中1种膨胀剂的注射。6个月后，只有接受聚丙烯酰胺水凝胶注射的患者St. Mark大便失禁评分有所下降。

在一项非随机回顾性研究中，110名患者接受了大便失禁患者肛门内括约肌注射交联猪真皮胶原蛋白，其中有100名患者进行了至少36个月的随访[17]。Wexner评分从中位数14分（范围5～14分）提升至中位数8分，但在统计学上没有显著差异。在3年后，有68%的患者主观感受大便失禁有所改善，但随着时间推移，症状再次加重；随后，38%的患者接受了第2次注射，15%的患者接受了第3次注射。

在注射其他几种不同的膨胀剂后，观察到的结果也不尽相同。在一项随机对照研究中[18]，有44名患者接受了在括约肌间隙注射聚二甲基硅氧烷弹性体硅酮或者生理盐水的处理，结果显示其两组的成功率没有显著差异，而且硅胶注射组患者不适感更强，不良反应更多，因此不推荐使用。

在一项研究中，10名患者注射了羟基磷灰石陶瓷微球，12个月后，大便失禁评分（FISS）的平均分从85.6降至28（$P=0.008$）；大便失禁生活质量量表（FIQL）的3个子量表均得到改善（$P<0.05$）；肛门直肠测压显示，静息压也得到显著改善（40～47mmHg，$P=0.018$）。研究中虽然没有观察到并发症的出现，但是报道称注射部位有注射剂的渗漏，需要再次注射[19]。

在对21名患者注射乙烯-乙烯醇共聚物的研究中,经过12个月的随访,患者大便失禁的严重程度评分从32.8分降至22分,Wexner评分从11分降至6.9分,大便失禁生活质量量表(FIQL)的两个子量表也有明显改善,肛门直肠测压记录显示,肛管长度和静息压力也有所增加[20]。

热解碳涂层氧化锆珠(Durasphere)是一种非反应性和不可生物降解的膨胀剂,已经被用于大便失禁患者中。然而,这种材料需要大口径的注射器针头进行注射,而且容易在组织中出现移位。有学者首次在18名肛门内括约肌缺失的患者中使用该材料,他们将该注射剂在括约肌缺损处的黏膜下平面注射1~4个部位[21]。经过12个月后,Wexner评分和患者满意度评分均有显著提升,且15名患者的失禁症状也有所改善。

在一项规模更大的研究[22]中,有33名轻度或中度大便失禁患者接受了Durasphere注射,并对他们进行了平均21个月的随访。Wexner评分和美国医疗系统评分均有显著下降,但患者的生活质量没有改善。在6个月的随访中,有11名患者的Wexner评分和大便失禁生活质量量表(FIQL)中应对和尴尬分量表有所改善[23]。最近的一项研究报道[24],在23名大便失禁患者中使用Durasphere注射剂12个月后,患者的Wexner评分下降,生活质量量表(FIQL)评分上升。

有两项研究[25-26]对PTQ和Durasphere注射剂的安全性和有效性进行了比较。在第1项研究[25]中,40名大便失禁的患者被随机分组,结果显示使用PTQ注射组在12个月时Wexner评分显著降低,没有出现并发症,而且FIQL评分和SF-12评分有显著改善。第2项实验[26]在澳大利亚进行,共有35名大便失禁患者被随机分组进行治疗,但由于PTQ注射剂被从澳大利亚药品福利计划中删除而提前结束,Wexner评分和SF-36评分在12个月时都没有明显改善。

## 13.1.3 近期的应用

最近,提出了1种非动物性稳定透明质酸/葡聚糖(NASHA/Dx)共聚物(Zuidex,Solesta),它由悬浮在非动物性稳定透明质酸中的葡聚糖微球组成。在一项包括206名患者的2∶1随机双盲对照研究中,两组分别使用NASHA/Dx注射剂或安慰剂注射[27]。结果显示,在NASHA/DX组中,观察到有52%的患者大便失禁症状减轻了一半甚至更多,而随机接受安慰剂治疗的患者相比为31%(P=0.009)。然而,两组患者的Wexner评分没有显著差异;与安慰剂组相比,NASHA/DX组只有在生活质量量表(FIQL)中应对和行为分量表方面有显著改善。此外,两组患者的再治疗率都很高,NASHA Dx组和对照组分别为82%和87%;而且NASHA/DX组比对照组出现了更多的不良事件。

在另一项针对21名患者的研究中[28],在随访3个月和22个月时,分别有56%和61%的患者通过注射NASHA/Dx注射剂而显著减少了失禁的发作;此外,Wexner评分也有所下降,FIQL评分有所提高,但是没有显著的差异。在一项有115名患者接受了4次NASHA/DX注射的研究中[29],有83名患者经过24个月的随访,其中62.7%的患者大便失禁发作显著减少,无失禁天数显著增加,其Wexner评分和FIQL评分都显著降低。在另一项试验中[30],34名患者接受了NASHA/DX注射,在第24个随访患者中,根据失禁发作次数和Miller评分的中位数的降低情况表明，26名患者的大便失禁得到了持续的改善；但是只有失禁发作次数改善超过75%的患者在第24个月时生活质量才有显著改善。2014年，NASHA/Dx注射剂研究团队报道了136名患者的3年随访数据[31]；52%的患者在6个月时报道失禁次数至少减少了50%；57%的患者在12个月时报道失禁发作次数减少了50%；52%的患者在36个月时报道失禁发作次数减少了50%。此外，在36个月的随访中，平均Wexner评分和FIQL评分也有显著下降。

最后，最近使用的一种材料聚丙烯酸酯多元醇[32]仍需要进一步的验证。对58名患者非连续注射了聚丙烯酸酯多元醇，在6个月和36个月的随访中，分别对34名和22名患者是有用的，其中有60.4%的患者的Wexner评分至少提高了50%。

### 13.1.4  结论

目前对注射膨胀剂的研究还没有达到能够确保其在临床上有效治疗疾病的基本要求。此外，这些研究纳入的患者均较少，随访时间很短，只有极少数的随机研究是可参考的。而两篇系统综述[33-34]和一篇Cochrane综述[35]也没有建立足够的证据来支持任何一种膨胀剂的疗效。

尽管注射膨胀剂治疗因其简单而具有一定吸引力，但解决其在注射部位的稳定性问题需要采用不同的技术策略。这一点尤为重要，因为膨胀剂治疗疗效与其作用机制相关，即肛管内的膨胀效应取决于能否保持药剂的应有位置。此外，防止膨胀剂退化以及避免膨胀剂对患者产生严重副作用或并发症也同样至关重要。

## 13.2  温控射频手术

温控射频手术（SECCA）最初是被用于治疗胃食管反流病。Takahashi等[36]首次在10名女性大便失禁患者中应用该技术进行治疗，并通过12个月的随访发现Wexner评分得到了显著降低。随后，该治疗效果在另一项研究中得到了进一步的证实[37]，并在一项涉及19名患者的研究中进行了5年的随访[38]。然而，一项包括了50名患者的比较大型的多中心研究表明，SECCA治疗后Wexner评分的改善并不显著[39]。其他几项研究结果也颇具争议，且这些研究的入组患者人数均非常有限[40-42]。

Lam等对31名患者的研究结果显示，仅有6%的患者在3年随访中保持Vaizey评分降低在50%及以上[43]。Abbas等也观察到SECCA治疗的长期成功率非常低（22%），在40个月的随访观察中，有52%的患者需要进行其他方式的大便失禁治疗[44]。Felt-Bersma RJF等对已发表的所有研究的数据进行综述[45]，该综述共纳入了220名患者，作者认为SECCA治疗大便失禁属于中等临床证据推荐。SECCA治疗的作用机制被认为与肛管的瘢痕形成或纤维化有关，而随着时间的推移，瘢痕或纤维化的疤状会逐渐减退[46]。

# 参考文献

[1] Kotb AF, Campeau L, Corcos J. Urethral bulking agents: techniques and outcomes. Curr Urol Rep. 2009;10(5):396–400.

[2] Shafik A. Polytetrafluoroethylene injection for the treatment of partial fecal incontinence. Int Surg. 1993;78(2):159–161.

[3] Shafik A. Perianal injection of autologous fat for treatment of sphincteric incontinence. Dis Colon Rectum. 1995;38(6):583–587.

[4] Lee PE, Kung RC, Drutz HP. Periurethral autologous fat injection as treatment for female stress urinary incontinence: a randomized double-blind controlled trial. J Urol. 2001;165(1):153–158.

[5] 5.Kumar D, Benson MJ, Bland JE. Glutaraldehyde cross-linked collagen in the treatment of faecal incontinence. Br J Surg. 1998;85(7):978–979.

[6] Stojkovic SG, Lim M, Burke D, et al. Intra-anal collagen injection for the treatment of faecal incontinence. Br J Surg. 2006;93(12):1514–1518.

[7] Feretis C, Benakis P, Dailianas A, et al. Implantation of microballoons in the management of fecal incontinence. Dis Colon Rectum. 2001;44(11):1605–1609.

[8] Malouf AJ, Vaizey CJ, Norton CS, Kamm MA. Internal anal sphincter augmentation for fecal incontinence using injectable silicone biomaterial. Dis Colon Rectum. 2001;44(4):595–600.

[9] Tjandra JJ, Lim JF, Hiscock R, Rajendra P. Injectable silicone biomaterial for fecal incontinence caused by internal anal sphincter dysfunction is effective. Dis Colon Rectum. 2004;47(12):2138–2146.

[10] de la Portilla F, Fernández A, León E, et al. Evaluation of the use of PTQ implants for the treatment of incontinent patients due to internal anal sphincter dysfunction. Colorectal Dis. 2008;10(1):89–94.

[11] Soerensen MM, Lundby L, Buntzen S, Laurberg S. Intersphincteric injected silicone biomaterial implants: a treatment for faecal incontinence. Colorectal Dis. 2009;11(1):73–76.

[12] Bartlett L, Ho YH. PTQ anal implants for the treatment of faecal incontinence. Br J Surg. 2009;96(12):1468–1475.

[13] Oliveira LC, Jorge JMN, Yussuf S, et al. Anal incontinence improvement after silicone injection may be related to restoration of sphincter asymmetry. Surg Innov. 2009;16(2):155–161.

[14] de la Portilla F, Vega J, Rada R, et al. Evaluation by three-dimensional anal endosonography of injectable silicone biomaterial (PTQ) implants to treat fecal incontinence: long-term localization and relation with the deterioration of the continence. Tech Coloproctol. 2009;13(3):195–199.

[15] Maeda Y, Vaizey CJ, Kamm MA. Long-term results of perianal silicone injection for faecal incontinence. Colorectal Dis. 2007;9(4):357–361.

[16] Maeda Y, Vaizey CJ, Kamm MA. Pilot study of two new injectable bulking agents for the treatment of faecal incontinence. Colorectal Dis. 2008;10(3):268–272.

[17] Maslekar S, Smith K, Harji D, et al. Injectable collagen for the treatment of fecal incontinence: long-term results. Dis Colon Rectum. 2013;56(3):354–359.

[18] Siproudhis L, Morcet J, Lainé F. Elastomer implants in faecal incontinence: a blind, randomized placebo-controlled study. Aliment Pharmacol Ther. 2007;25(9):1125–1132.

[19] Ganio E, Marino F, Giani I, et al. Injectable synthetic calcium hydroxylapatite ceramic micro-spheres (Coaptite) for passive fecal incontinence. Tech Coloproctol. 2008;12(2):99–102.

[20] Stephens JH, Rieger NA, Farmer KC, et al. Implantation of ethylene vinyl alcohol copolymer for faecal incontinence management. ANZ J Surg. 2010;80(5):324–330.

[21] Davis K, Kumar D, Poloniecki J. Preliminary evaluation of an injectable anal sphincter bulking agent (Durasphere) in the management of faecal incontinence. Aliment Pharmacol Ther. 2003;18(2):237–243.

[22] Altomare DF, La Torre F, Rinaldi M, et al. Carbon-coated microbeads anal injection in outpatient treatment of minor fecal incontinence. Dis Colon Rectum. 2008;51(4):432–435.

[23] Aigner F, Conrad F, Margreiter R, Oberwalder M, Coloproctology Working Group. Anal submucosal carbon bead injection for treatment of idiopathic fecal incontinence: a preliminary report. Dis Colon Rectum. 2009;52(2):293–298.

[24] Beggs AD, Irukulla S, Sultan AH, et al. A pilot study of ultrasound guided Durasphere injection in the treatment of faecal incontinence. Colorectal Dis. 2010;12(9):935–940.

[25] Tjandra JJ, Chan MKY, Yeh HCY. Injectable silicone biomaterial (PTQ) is more effective than carbon-coated beads (Durasphere) in treating passive faecal incontinence—a randomized trial. Colorectal Dis. 2009;11(4):382–389.

[26] Morris OJ, Smith S, Draganic B. Comparison of bulking agents in the treatment of fecal incontinence: a prospective randomized clinical trial. Tech Coloproctol. 2013;17(5):517–523.

[27] Graf W, Mellgren A, Matzel KE, et al. Efficacy of dextranomer in stabilised hyaluronic acid for treatment of faecal incontinence: a randomised, sham-controlled trial. Lancet. 2011;377(9770):997–1003.

[28] Schwandner O, Brunner M, Dietl O. Quality of life and functional results of submucosal injection therapy using dextranomer hyaluronic acid for fecal incontinence. Surg Innov. 2011;18(2):130–135.

[29] La Torre F, de la Portilla F. Long-term efficacy of dextranomer in stabilized hyaluronic acid (NASHA/Dx) for treatment of faecal incontinence. Colorectal Dis. 2013;15(5):569–574.

[30] Danielson J, Karlbom U, Wester T, Graf W. Efficacy and quality of life 2 years after treatment for faecal incontinence with injectable bulking agents. Tech Coloproctol. 2013;17(4):389–395.

[31] Mellgren A, Matzel KE, Pollack J, et al. Long-term efficacy of NASHA Dx injection therapy for treatment of fecal incontinence. Neurogastroenterol Motil. 2014;26(8):1087–1094.

[32] Rosato G, Piccinini P, Oliveira L, et al. Initial results of a new bulking agent for fecal incontinence: a multicenter study. Dis Colon Rectum. 2015;58(2):241–246.

[33] Hussain ZI, Lim M, Stojkovic SG. Systematic review of perianal implants in the treatment of faecal incontinence. Br J Surg. 2011;98(11):1526–1536.

[34] Luo C, Samaranayake CB, Plank LD, Bissett IP. Systematic review on the efficacy and safety of injectable bulking agents for passive faecal incontinence. Colorectal Dis. 2010;12(4):296–303.

[35] Maeda Y, Laurberg S, Norton C. Perianal injectable bulking agents as treatment for faecal incontinence in adults. Cochrane Database Syst Rev. 2013;(2):CD007959. https://doi.org/10.1002/14651858.cd007959.pub3.

[36] Takahashi T, Garcia-Osogobio S, Valdovinos MA, et al. Radio-frequency energy delivery to the anal canal for the treatment of fecal incontinence. Dis Colon Rectum. 2002;45(7):915–922.

[37] Takahashi T, Garcia-Osogobio S, Valdovinos MA, et al. Extended two-year results of radio-frequency energy delivery for the treatment of fecal incontinence (the Secca procedure). Dis Colon Rectum. 2003;46(6):711–715.

[38] Takahashi-Monroy T, Morales M, Garcia-Osogobio S, et al. SECCA procedure for the treatment of fecal incontinence: results of five-year follow-up. Dis Colon Rectum. 2008;51(3):355–359.

[39] Efron JE, Corman ML, Fleshman J, et al. Safety and effectiveness of temperature-controlled radio-frequency energy delivery to the anal canal (Secca procedure) for the treatment of fecal incontinence. Dis Colon Rectum. 2003;46(12):1606–1616.

[40] Felt-Bersma RJ, Szojda MM, Mulder CJ. Temperature-controlled radiofrequency energy (SECCA) to the anal canal for the treatment of faecal incontinence offers moderate improvement. Eur J Gastroenterol Hepatol. 2007;19(7):575–580.

[41] Lefebre B, Tuech JJ, Bridoux V, et al. Temperature-controlled radio frequency energy delivery (Secca procedure) for the treatment of fecal incontinence: results of a prospective study. Int J Colorectal Dis. 2008;23(10):993–997.

[42] Kim DW, Yoon HM, Park JS, et al. Radiofrequency energy delivery to the anal canal: is it a promising new approach to the treatment of fecal incontinence? Am J Surg. 2009;197(1):14–18.

[43] Lam TJ, Visscher AP, Meurs-Szojda MM, Felt-Bersma RJ. Clinical response and sustainability of treatment with temperature-controlled radiofrequency energy (Secca) in patients with faecal incontinence: 3 years follow-up. Int J Colorectal Dis. 2014;29(6):755–761.

[44] Abbas MA, Tam MS, Chun LJ. Radiofrequency treatment for fecal incontinence: is it effective long-term? Dis Colon Rectum. 2012;55(5):605–610.

[45] Frascio M, Mandolfino F, Imperatore M, et al. The SECCA procedure for faecal incontinence: a review. Colorectal Dis. 2014;16(3):167–172.

[46] Felt-Bersma RJF. Temperature-controlled radiofrequency energy in patients with anal incontinence: an interim analysis of worldwide data. Gastroenterol Rep (Oxf). 2014;2(2):121–125.

（王佳南　译）

# 第十四章

# 自扩展性固体假体植入术 治疗大便失禁

**14**

Ludovico Docimo, Giorgia Gualtieri, Claudio Gambardella,
Luigi Brusciano

## 14.1　导言

　　正常肛门直肠功能的生理机制依赖于肛门括约肌复合体、直肠储库和粪便黏稠度之间的精准协同作用。肛门失禁（AI）被定义为直肠内容物[粪便和（或）气体)]在肛门管中的非自主排出，以及无法将排便推迟至社交上适宜的时机[1]。尽管AI通常归因于括约肌损伤，但这种功能障碍也常见于括约肌结构完整的个体。在部分病例中，神经病变通过引发感觉运动变化而扮演关键角色[2-3]。症状的严重程度跨越了从轻微到严重的广泛临床谱系，并可通过多种常用于患者研究的临床评分系统进行细致分级[4-5]。轻微的渗漏和对气体的失禁通常被归类为"轻度失禁"，而对液体和固体粪便的失禁则被定义为"重度失禁"。根据患者是否能感知排便刺激但无法控制（迫切性失禁）或完全无感觉（被动性失禁）将其临床表现划分为两种类型。虽然不是普遍规律，但被动性AI通常源于内肛门括约肌（IAS）的损伤[6]，而结构受损的外肛门括约肌（EAS）则通常与迫切性AI有关。

　　全球临床–理疗评估结果表明，患者需要时，骨盆底康复常作为首选疗法被予以推荐[7]。早在20年前有人提出，如果临床治疗结果不尽如人意，可以使用肛间注射填充剂作为可能的治疗方案[8]，这种方法可行且微创，能获得比其他更"激进"的治疗手段更好的临床效果。在众多填充剂中，

L. Docimo · G. Gualtieri · C. Gambardella · L. Brusciano (✉)
Division of General, Mini-invasive, Oncological, and Bariatric Surgery,
University of Campania Luigi Vanvitelli, Naples, Italy
e-mail: ludovico.docimo@unicampania.it; giorgiagualtieri207@gmail.com;
claudio.gambardella2@unicampania.it; luigi.brusciano@unicampania.it

© The Author(s) 2023
L. Docimo, L. Brusciano (eds.), Anal Incontinence, Updates in Surgery,
https://doi.org/10.1007/978-3-031-08392-1_14

Gatekeeper（GK）自扩张固体假体显示出了较好的短期和中期效果[9-10]。此前，已有研究使用过不同类型的填充剂[11-14]，但无论使用何种材料，只报告了短期效益。之前使用的肛门填充剂的主要问题是随着时间效果减弱，可能是由于降解和（或）通过注射部位附近的组织扩散，有时甚至远离该部位。Ratto等在2011年的数据[8]表明，GK装置的植入能够克服所有潜在的问题。

## 14.2　适应证和禁忌证

当前使用的GK装置包括1个输送器和多个固体假体（最初为4个，后调整为6个），这些假体由惰性材料hyexpan（聚丙烯腈）制成。它们的主要特点是在植入后的48h内，能够通过缓慢吸水膨胀至初始体积的700%，能够承受外部压力而不变形。基于这些特性，假体通常被置于括约肌间隙，以期更有效地分散膨胀效应，并尽可能降低侵蚀、溃疡、肛管瘘管和假体移位的风险[8]。然而，植入的方法、假体的体积和数量因研究而有所不同[15]。作为GK的改进型号，Sphinkeeper（SK）使用了更多且更长的hyexpan假体[8-9]。这些假体的长度（最终为23mm）和宽度（最终直径为7mm）足以重建正常的肛管，并提供显著的填充效果，使SK能够处理IAS或EAS中较大的缺陷。

这些装置适用于发病时间早于首次就诊前6个月，且标准保守治疗（包括药物、行为和盆底康复）均无效的AI患者。植入前，患者需接受详细的病史调查和体格检查。必要时，还需进行结肠镜检查。特别需要注意的是，要调查患者的既往手术史、外伤、局部放疗、先天性肛门直肠畸形、并发症、人工肛门指诊症状、特征和日记、推迟排便能力以及使用护垫和便秘药物的需求。健康状况和生活质量（QOL）应在基线和植入后进行评估[16-17]。还应进行肛门直肠测压和肛门内超声检查（EAUS），以评估肛门直肠功能和形态，确定肛门括约肌复合体的任何病变并进行量化，确定肛管长度和肌张力以及静息张力。

GK/SK不适用于以下情况：超声发现IAS病变>60°和（或）EAS病变>90°，活动性肛周脓毒症，严重的肛门瘢痕形成，伴有肛门直肠受累的肠道疾病，积极治疗肛门或直肠癌者。而糖尿病、直肠神经病变，以及曾植入骶神经刺激器等情况并不是GK手术的禁忌证，但我们鼓励在术前对可能对手术效果产生负面影响的临床症状进行准确评估。

## 14.3　外科手术操作

在进行脊髓或局部麻醉后[18]，患者采取俯卧位。在括约肌间隙的12、3、6和9点钟方向位置或1、3、5、7、9和11点钟方向位置做2mm的皮肤小切口，使用专门设计的操作协同植入4个或6个假体。无论是植入GK还是SK假体，其功能均相似。在SK假体植入时，最多可使用10个皮肤小切口。在数字引导下，通过皮下短隧道将导入器插入括约肌间隙，并向上推至肛管上部。一旦就位，发射枪将使套管回缩并展开假体。假体近端到达套管顶端时，套管将完全缩回输送系统，假体随即被释放至括约肌间隙内的理想位置。随后抽出输送装置。假体均匀分布于肛管周围，因为即使存在EAS或IAS裂口，实际位置也不会影响手术效果。不论EAS/IAS病变位置，所有患者的假体均放置于相同位置。自GK植入的最初报道以来，出于方便因素考虑，假体放置于3、6、9和12点钟方向位置，但只要假体正确植入且均匀分布于肛管周围，其实际位置可能不影响手术结果。关于假体数量，近期研究显示，增加假体数量可提高临床效果。一些研究[8]显示，在距肛门边缘约2cm处做皮肤切口，以尽量减少排便时伤口污染的风险。通过皮肤切口至括约肌间平面的非线性隧道可避免假体沿轨道挤出。在我们的手术[18]中，所有步骤均通过触诊和Eisen Hammer肛门窥器直接观察进行验证。假体植入亦可在EAUS引导下进行，以监控手术过程并确保假体正确定位，但这并不是必要的，专业医生的简单触诊足以确保假体的正确定位。术中，EAUS可用于确认假体位置，假体表现为高回声点，其后是低回声阴影。一些研究小组采用三维EAUS（3D-EAUS）显示假体植入后形成连续高回声线。最后，以可吸收材料缝合皮肤伤口。患者通常当天即可出院，但需在植入后48h内避免任何外伤或性行为。建议患者卧床休息以降低早期假体脱位的风险。此外，还需服用为期5d的抗生素，并对患者进行随访评估，通过3D-EAUS检查假体的位置。

## 14.4　植入后转归

植入GK/SK后，大便失禁次数及大便失禁严重程度的评分（包括CCFIS和Vaizey评分）均显著改善。大多数接受GK/SK植入的患者在推迟排便能力和排便后遗粪情况上均有显著改善。值得注意的是，患者的生活质量评分（FIQL、SF-36）也有所提升，表明接受GK治疗的患者在健康和生活治疗方面得到了恢复。经超声证实（图14.1），植入后括约肌复合体的解剖学变化在括约肌复合体的恢复和功能改善中发挥了重要作用。事实上，已有证据表明，增加肛门括约肌复合体的体内长度可增强其收缩力[20-21]。植入GK后，肛门括约肌复合体肌肉张力的整体增加也已得到证实。这种积极的变化可能是探索病理生理机制的关键线索，而这些机制与肛门指诊症状的发生有关。Brusciano L的研究结果[18]显示，植入GK后，CCFIS的初期改善效果良好，并可持续至36个月。他们还通过3D-EAUS和高分辨率肛门测压法（HRAM）提供了关于括约肌形态和功能的数据。与另一项研究（52%）相比，该研究的假体移位率较低（20%），且完全无症状[22]。此外，该研究认为，GK手术在术中不需要EAUS的辅助，这证实了假体植入括约肌间隙只需很短的学习曲线（至少5例监查病例）。HRAM显示，患者的功能性肛管长度、肛门静息压和最大挤压力均有全面提升。其他研究也描述了GK植入术后生活质量的改善[10-19]。

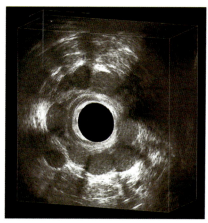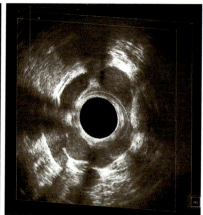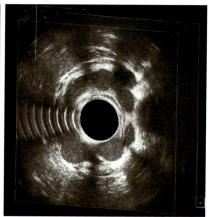

图14.1　大便失禁患者的GateKeeper植入：超声图像显示假体位于括约肌间隙，肛管周围为大便失禁患者植入的可自行扩张的固体假体

现今对比GK和SK植入的结果较少，而对SK植入1年后的结果的研究则更为少见。事实上，无论使用哪种植入物，在植入1年后都能观察到临床改善。显然，在括约肌复合体形态重塑方面，SK与GK具有相同的优势[19]，而且在植入更多假体后，肌张力的增幅更大。在控制基线值后，SK植入术患者植入后肌张力的增幅明显高于GK植入术，因此，在12个月时CCFIS的改善效果会更好。对于肛管松弛、闭锁、漏斗状或锁孔状的患者，SK可提供重建肛管圆柱形的机会，而对于括约肌病变的患者，SK可加固瘢痕区域，改善剩余完整括约肌对排便的贡献。最后，对于经过其他肛门指检，术后症状仍未完全消除的患者，SK也可以发挥可观的辅助治疗作用。总之，对于不同类型的人工肛门指诊患者，SK植入术与GK植入术一样可行，引起重大并发症或植入物脱落的概率较小，而且由于假体的数量和尺寸更大，可以进一步提高疗效。

## 14.5　不良反应：移位

有研究对术中和术后并发症进行了调查，特别关注了植入部位出血、肛门直肠病变引起的败血症[包括肛门直肠脓肿和（或）瘘)]、局部和全身炎症、疼痛、镇痛治疗持续时间以及尿潴留等临床和（或）EAUS证据[9]。植入后未观察到败血症或不良反应，且短期内不会导致脱落，耐受性良好。在90d内，假体植入部位及其周围未出现急性化脓性炎症。未记录到与植入假体直接或间接相关的长期症状（包括肛门直肠疼痛和不适）。这一发现在接受GK植入术[9-10]或接受SK植入术的大量患者中得到了证实。实际上，与其他治疗大便失禁的方法相比，这些手术具有多项潜在优势，包括微创（降低体弱患者风险）和可重复性（即可更换突出的假体）等。

GK/SK植入术非常安全，植入部位和假体周围很少发生急性化脓性炎症。迄今为止，唯一值得关注的不良事件是假体移位。该事件首次出现在2014年的1份病例报告中，EAUS显示GK假体移位，患者自诉AI症状未完全改善，且肛周疼痛和肿胀未缓解[23]。随后对该并发症进行了进一步研究，目前的评估结果显示，该并发症的发生率为6% ～ 49%[22]。

# 参考文献

[1] Saldana Ruiz N, Kaiser AM. Fecal incontinence—challenges and solutions. World J Gastroenterol. 2017;23(1):11–24.

[2] Hayden DM, Weiss EG. Fecal incontinence: etiology, evaluation, and treatment. Clin Colon Rectal Surg. 2011;24(1):64–70.

[3] Nelson RL. Epidemiology of fecal incontinence. Gastroenterology. 2004;126(1 Suppl 1):S3–7.

[4] Vaizey CJ, Carapeti E, Cahill JA, Kamm MA. Prospective comparison of faecal incontinence grading systems. Gut. 1999;44(1):77–80.

[5] Thekkinkattil DK, Lim M, Stojkovic SG, et al. A classification system for faecal incontinence based on anorectal investigations. Br J Surg. 2008;95(2):222–228.

[6] Rao SS. Pathophysiology of adult fecal incontinence. Gastroenterology. 2004;126(1 suppl 1):S14–22.

[7] Brusciano L, Limongelli P, del Genio G, et al. Useful parameters helping proctologists to identify patients with defaecatory disorders that may be treated with pelvic floor rehabilitation. Tech Coloproctol. 2007;11(1):45–50.

[8] Ratto C, Parello A, Donisi L, et al. Novel bulking agent for faecal incontinence. Br J Surg. 2011;98(11):1644–1652.

[9] Ratto C, Donisi L, Litta F, et al. Implantation of Sphinkeeper: a new artificial anal sphincter. Tech Coloproctol. 2016;20(1):59–66.

[10] Ratto C, Buntzen S, Aigner F, et al. Multicentre observational study of the gatekeeper for faecal incontinence. Br J Surg. 2016;103(3):290–299.

[11] Maeda Y, Vaizey CJ, Kamm MA. Pilot study of two new injectable bulking agents for the treatment of faecal incontinence. Colorectal Dis. 2008;10(3):268–272.

[12] Tjandra JJ, Lim JF, Hiscock R, Rajendra P. Injectable silicone biomaterial for fecal incontinence caused by internal anal sphincter dysfunction is effective. Dis Colon Rectum. 2004;47(12):2138–2146.

[13] Siproudhis L, Morcet J, Laine F. Elastomer implants in faecal incontinence: a blind, randomized placebo-controlled study. Aliment Pharmacol Ther. 2007;25(9):1125–1132.

[14] Tjandra JJ, Chan MKY, Yeh HCH. Injectable silicone biomaterial (PTQ) is more effective than carbon-coated beads (Durasphere) in treating passive faecal incontinence—a randomized trial. Colorectal Dis. 2009;11(4):382–389.

[15] Luo C, Samaranayake CB, Plank LD, Bissett IP. Systematic review on the efficacy and safety of injectable bulking agents for passive faecal incontinence. Colorectal Dis. 2010;12(4):296–303.

[16] Ware JE Jr, Sherbourne CD. The MOS 36-item short-form health survey (SF-36). I. Conceptual framework and item selection. Med Care. 1992;30(6):473–483.

[17] Rockwood TH, Church JM, Fleshman JW, et al. Fecal incontinence quality of life scale: quality of life instrument for patients with fecal incontinence. Dis Colon Rectum. 2000;43(1):9–16; discussion 16–17.

[18] Brusciano L, Tolone S, Del Genio G, et al. Middle-term outcomes of gatekeeper implantation for fecal incontinence. Dis Colon Rectum. 2020;63(4):514–519.

[19] Grossi U, De Simone V, Parello A, et al. Gatekeeper improves voluntary contractility in patients with fecal incontinence. Surg Innov. 2018;26(3):321–327.

[20] Rajasekaran MR, Jiang Y, Bhargava V, et al. Novel applications of external anal sphincter muscle sarcomere length to enhance the anal canal function. Neurogastroenterol Motil. 2011;23(1):70–75, e7

[21] Mittal RK, Sheean G, Padda BS, et al. The external anal sphincter operates at short sarcomere length in humans. Neurogastroenterol Motil. 2011;23(7):643–e258. https://doi.org/10.1111/j.1365-2982.2011.01700.x.

[22] Trenti L, Biondo S, Noguerales F, et al. Outcomes of gatekeeper prosthesis implantation for the treatment of fecal incontinence: a multicenter observational study. Tech Coloproctol. 2017;21(12):963–970.

[23] Al-Ozaibi L, Kazim Y, Hazim W, et al. The gatekeeper for fecal incontinence: another trial and error. Int J Surg Case Rep. 2014;5(12):936–938.L. Docimo et al.

（林伟洋　译）

# 第十五章

# 当所有治疗失效时：
# 治疗失败的预防与治疗

**15**

Donato F. Altomare, Arcangelo Picciariello,
Michele De Fazio, Marcella Rinaldi

## 15.1　导言

　　大便失禁（FI）的手术治疗极具挑战性，且长期成功率相当有限。在过去的50年中，各种治疗方法不断涌现，从Thiersch提出的肛门钢丝到后来的人工肛门括约肌，其旨在修复、加固或替换受损、功能障碍甚至无功能的肛门括约肌。然而，在过去的25年中，Klaus E. Matzel 提出将骶神经刺激术（SNS）的适应证扩展应用于大便失禁，这从根本上改变了治疗这种常见功能障碍的原则，导致一些传统治疗方法逐渐被淘汰[1]。

　　本章将探讨在大便失禁最常见手术方法治疗失败后的预防和治疗。

D. F. Altomare (✉) · A. Picciariello · M. De Fazio · M. Rinaldi
Department of Emergency and Organ Transplantation,
University Hospital Policlinic of Bari, Bari, Italy
e-mail: donatofrancesco.altomare@uniba.it; arcangelopicciariello@gmail.com;
michele.defazio@uniba.it; marcella.rinaldi@uniba.it

© The Author(s) 2023
L. Docimo, L. Brusciano (eds.), Anal Incontinence, Updates in Surgery,
https://doi.org/10.1007/978-3-031-08392-1_15

## 15.2 括约肌成形术伴或不伴有肛后修补术

尽管肛门括约肌重叠成形术的适应证主要限于明显肛门外括约肌病变的患者，但它仍然被视为治疗大便失禁的重要里程碑。在意大利，仅有少数大便失禁患者的根本原因可以追溯到肛门外括约肌明显病变。据报道，这种手术的长期成功率仅在50%左右[2]，同时考虑到一些可影响手术失败的预后因素，如是否存在阴部神经病变[3]。

然而，准确预测手术成功率并非易事。括约肌缺损的程度过大（>90°）和术后伤口感染都可能严重影响治疗效果。目前，多位学者已对保护性结肠造口在预防伤口污染方面的作用进行了研究，但目前尚未达成一致意见[4]。另一方面，与结肠造口及其关闭术相关的并发症高发生率也限制了该方法在日常临床实践中的应用。

### 15.2.1 括约肌成形术失败后怎么办？

括约肌成形术失败的一个潜在原因是肌肉残端的重叠缝线过早或过晚断裂。在这种情况下，再次进行括约肌成形术可以再次取得良好的效果，其成功率仍与首次括约肌成形术相当[5]。

另一种治疗在括约肌成形术失败后是进行骶神经刺激（SNS）。即使在未经治疗的特定患者，SNS也显示出对括约肌病变的成功治疗[6]。对于SNS对排便控制生理机制的神经影响，目前尚存在多种未明确的因素，这也解释了这些意外结果的发生。

## 15.3 注射肛门填充剂

近几十年来，通过向肛管黏膜下层或更深部位注射填充剂，在粪便通道中形成被动性阻力，以此来治疗轻度或被动性的大便失禁。这种微创手术一直备受关注，目前已尝试了多种材料作为填充剂，包括自体脂肪、硅酮、胶原蛋白、碳涂层微珠、聚丙烯酰胺凝胶和NASHA/Dx（非动物源性稳定透明质酸聚糖酐）凝胶[7-17]。

尽管这些技术在大多数病例中得到成功，但结直肠外科医生对注射肛门填充剂的兴趣已经减弱，因为这些治疗方法虽然微创且操作简便，但缺乏经过时间验证的长期效果，并未表现出比其他治疗方法（主要是SNS）更具优势。确切地说，对于该手术中期/长期疗效的有限研究并未证实这些材料的效果[18]。此外，研究结果显示，与肛门填充剂相比，SNS在效果上显著优于肛门填充剂[9]。

另一方面，这种手术可能导致并发症，包括肛门胀肿或出血，极少数情况下还可能出现血性精液（个人经验）。在当前的临床实践中，注射肛门填充剂的应用已相对较少。

对于那些对疗效不满意的患者，通常会考虑采用生物反馈/物理疗法，或者在大便失禁较为严重的情况下，采用SNS治疗。

# 15.4　植入非动力假体增强肛门括约肌

控制粪便被动排出的其他手术方案包括使用植入非动力假体装置。

## 15.4.1　Gatekeeper和Sphinkeeper

Gatekeeper和较新的Sphinkeeper是指在超声引导下经肛门植入的4 ~ 12个不可吸收的假体，这些假体能够通过吸收间隙中的液体来增加自身体积，从而缩窄肛管，并被动控制粪便的流动。研究已经证明了这项技术对约50%的患者有效，即使在长期随访中也是如此[19-22]。

该技术可能出现的并发症包括肛门脓肿、假体移位（50%以上的患者可能会出现）、黏膜溃疡和假体脱出。通过肛门三维超声引导观察和正确放置假体的位置，以及应用广谱抗生素，可以预防这些并发症的发生。

在失败或远端移位的情况下，如果假体之间的距离允许进一步经肛门植入假体，则可以考虑重复手术。或者患者的大便失禁已经严重到确实需要进行这一昂贵手术的程度，那么可以考虑行SNS治疗。

## 15.4.2　Fenix设备

关于非动力假体植入术的另一种选择是使用Fenix设备。这种磁性括约肌增强（MSA）装置是一条相互连接的钛磁珠组成的柔性带，该磁珠的磁芯长短不一，放置在肛管周围。磁珠的被动吸引力保持肛管狭窄，但在主动排便时，肛管可以打开，促使排便[23]。

只有极少数结直肠中心使用过这种设备，因此关于其潜在并发症和真实有效性的相关信息很少。一项随机对照试验计划与SNS进行比较，但由于两组均呈现了极低的成功率（约为10%），该试验只得提前终止[24]。

## 15.4.3　硅橡胶带

用硅橡胶带环绕肛门实际上是由Thiersch肛门钢丝演变而来，这种方法最初由一位德国外科医生在1991年提出[25]，最近Devesa等[26]对该方法进行了再次研究。在人工肠道括约肌、骶神经刺激、括约肌成形术和注射肛门填充剂等更复杂、更昂贵的手术失败后，一些患者可以考虑采用这种简单且经济的手术方案。该手术的唯一关键点是要在肛门周围精心准备足够容纳这种弹力带的空间，否则会有一定的风险导致直肠/阴道穿孔。

## 15.5  SECCA射频疗法

SECCA手术是通过使用配备特殊针头的改良肛门镜来传递射频能量，使肛门内括约肌的部分组织产生深度热坏死，产生肛门瘢痕，使肛管变窄，从而防止大便失禁[27]。尽管该治疗有一些积极的报道[28]，但由于担心会进一步损伤脆弱的肛门括约肌，大多数结直肠外科医生仍选择放弃这种手术方式[29]。可以考虑对该技术无反应的患者行SNS。

## 15.6  动力性肛门新括约肌

### 15.6.1  动力性股薄肌成形术

多年来，这种引人注目且技术要求极高的手术一直被应用于最为严重的大便失禁患者、肛门畸形患者，或是直肠癌经Miles术后进行会阴结肠造口的患者[30]。然而，这种手术的长期成功率并不令人满意。最近一份关于电刺激股薄肌成形术长期疗效的报告得出结论：个别患者在5年后实现正常排便的概率为16%，且至少会发生1次手术并发症，其中27%的患者最终需要转行进行末端结肠造口术[31]。因此，特别是在美敦力公司（Medtronic）决定停止生产用于电刺激股薄肌的针电极之后，这种手术几乎被抛弃了。实际上，尽管最近有一些关于使用非电刺激性股薄肌成形术的报道[32]，但未经刺激的肌肉在缺乏电刺激的情况下会逐渐萎缩，丧失收缩能力，从而导致手术失败。

### 15.6.2  人工肠道括约肌

大约20年前，随着人工尿道括约肌的成功应用，对于采用人工括约肌治疗的兴趣一度高涨。然而，随着关于其长期疗效和结果的文献出现，人们开始对其效果产生怀疑[33-34]。由于术后并发症较多（主要是感染和皮肤/黏膜侵蚀）、系统组件故障以及装置的长期低效性，该领域在全球范围内停止了该装置的生产，后续尝试生产和使用的所有其他人工肛门括约肌，例如软肛门带、假体人工肛门括约肌

（PAS）[35]、德国人工肛门括约肌系统（GASS）[36]、人工肛门括约肌系统（AASS）[37]，仍停留在早期试验阶段。

对于人工肠道括约肌或动态股薄肌成形术失败的患者，治疗大便失禁的机会十分有限。当前，在考虑进行末端结肠造口术或治疗假性失禁手术之前，最后的治疗选择可能是进行SNS，但是在该适应证方面的经验相对较少。

## 15.7　骶神经刺激疗法

在过去的20年里，SNS已经取代了大多数其他治疗大便失禁的治疗方法，因为该技术的适应证已经大幅扩展，包括括约肌病变引起的失禁、直肠前切除术后的失禁[38]以及许多其他具有挑战性的患者（但不包括脊柱病变患者）。

据报道，SNS术后并发症很少，大多数并发症，如起搏器感染或错位等，都可以通过严格遵守无菌操作和抗生素预防以及正确放置脉冲发生器于臀部皮下袋来预防。正确定位心脏起搏器也是防止疼痛和皮肤糜烂的必要条件。另一种罕见但可能发生的并发症是脊柱裂患者在电极定位过程中出现的液体溢出（个人观察）。在这种情况下，可以通过长时间的压迫和卧床休息来解决问题。

SNS的一个主要问题是长期疗效欠佳。一些研究显示，其长期成功率约为50%[39-41]，由于缺乏其他治疗手段，剩余未成功患者的后续治疗会非常困难。

## 15.8　大便失禁患者治疗失败的最后选择

为了缓解患者因无法治疗的大便失禁而引起的严重不适，需要采取相关措施以提高他们的生活质量。一些治疗方法，如Peristeen灌肠或Malone顺行灌肠，能够保持直肠空虚，产生假性失禁，从而预防失禁的发生[42-43]。最终，在与患者进行充分沟通并提供相关信息后，可以将末端结肠造口术视为某些大便失禁患者的最后选择，因为相较于无法控制的肠蠕动，该手术管理更为简便，更有可能提高生活质量。

## 15.9 结论

对几种手术治疗结果的重要审查限制了我们治疗大便失禁患者的工具箱，将一些传统治疗方式归入外科历史的篇章。许多外科选择，如人工肠道系统、可注射的填充剂、SECCA 手术、动力性腓肠肌成形术、无力的人工括约肌等，最初以极大的热情和非常高的成功率呈现，但未经得起时间和初次经验的重复验证。

## 参考文献

[1] Matzel KE, Stadelmaier U, Hohenfellner M, Gall FP. Electrical stimulation of sacral spinal nerves for treatment of faecal incontinence. Lancet. 1995;346(8983):1124–1127.

[2] Altomare DF, De Fazio M, Giuliani RT, et al. Sphincteroplasty for fecal incontinence in the era of sacral nerve modulation. World J Gastroenterol. 2010;16(42):5267–5671.

[3] Gilliland R, Altomare DF, Moreira H Jr, et al. Pudendal neuropathy is predictive of failure following anterior overlapping sphincteroplasty. Dis Colon Rectum. 1998;41(12):1516–1522.

[4] Hasegawa H, Yoshioka K, Keighley MR. Randomized trial of fecal diversion for sphincter repair. Dis Colon Rectum. 2000;43(7):961–4; discussion 964–965.

[5] Vaizey CJ, Norton C, Thornton MJ, et al. Long-term results of repeat anterior anal sphincter repair. Dis Colon Rectum. 2004;47(6):858–863.

[6] Brouwer R, Duthie G. Sacral nerve neuromodulation is effective treatment for fecal incontinence in the presence of a sphincter defect, pudendal neuropathy, or previous sphincter repair. Dis Colon Rectum. 2010;53(3):273–278.

[7] Jeong H, Hwang SH, Kim HR, et al. Effectiveness of autologous fat graft in treating fecal incontinence. Ann Coloproctol. 2019;35(3):144–151.

[8] Hong KD, Kim JS, Ji WB, Um JW. Midterm outcomes of injectable bulking agents for fecal incontinence: a systematic review and meta-analysis. Tech Coloproctol. 2017;21(3):203–210.

[9] Rydningen M, Dehli T, Wilsgaard T, et al. Sacral neuromodulation compared with injection of bulking agents for faecal incontinence following obstetric anal sphincter injury—a randomized controlled trial. Colorectal Dis. 2017;19(5):O134–144.

[10] Altman D, Hjern F, Zetterstrom J. Transanal submucosal polyacrylamide gel injection treatment of anal incontinence: a randomized controlled trial. Acta Obstet Gynecol Scand. 2016;95(5):528–533.

[11] Zutshi M, Ferreira P, Hull T, Gurland B, et al. Biological implants in sphincter augmentation offer a good short-term outcome after a sphincter repair. Colorectal Dis. 2012;14(7):866–871.

[12] Altomare DF, La Torre F, Rinaldi M, et al. Carbon-coated microbeads anal injection in outpatient treatment of minor fecal incontinence. Dis Colon Rectum. 2008;51(4):432–435.

[13] Graf W, Mellgren A, Matzel KE, et al. Effcacy of dextranomer in stabilised hyaluronic acid for treatment of faecal incontinence: a randomised, sham-controlled trial. Lancet. 2011;377(9770):997–1003.

[14] Dodi G, Jongen J, de la Portilla F, et al. An open-label, noncomparative, multicenter study to evaluate effcacy and safety of NASHA/Dx gel as a bulking agent for the treatment of fecal incontinence. Gastroenterol Res Pract. 2010;2010:467136. https://doi.org/10.1155/2010/467136.

[15] Bartlett L, Ho YH. PTQ anal implants for the treatment of faecal incontinence. Br J Surg. 2009;96(12):1468–1475.

[16] Ganio E, Marino F, Giani I, et al. Injectable synthetic calcium hydroxylapatite ceramic microspheres (Coaptite) for passive fecal incontinence. Tech Coloproctol. 2008;12(2):99–102.

[17] Harran N, Herold J, Bentley A, Bebington BD. Effcacy of porcine dermal collagen (Permacol) injection for passive faecal incontinence in a dedicated colorectal unit at the Wits Donald Gordon medical Centre. S Afr J Surg. 2017;55(2):10–13.

[18] Guerra F, La Torre M, Giuliani G, et al. Long-term evaluation of bulking agents for the treatment of fecal incontinence: clinical outcomes and ultrasound evidence. Tech Coloproctol. 2015;19(1):23–27.

[19] Brusciano L, Tolone S, Del Genio G, et al. Middle-term outcomes of gatekeeper implantation for fecal incontinence. Dis Colon Rectum. 2020;63(4):514–519.

[20] Trenti L, Biondo S, Noguerales F, et al. Outcomes of gatekeeper prosthesis implantation for the treatment of fecal incontinence: a multicenter observational study. Tech Coloproctol. 2017;21(12):963–970.

[21] Ratto C, Donisi L, Litta F, et al. Implantation of SphinKeeper: a new artifcial anal sphincter. Tech Coloproctol. 2016;20(1):59–66.

[22] Ratto C, Buntzen S, Aigner F, et al. Multicentre observational study of the gatekeeper for faecal incontinence. Br J Surg. 2016;103(3):290–299.

[23] Mantoo S, Meurette G, Podevin J, Lehur PA. The magnetic anal sphincter: a new device in the management of severe fecal incontinence. Expert Rev Med Devices. 2012;9(5):483–490.

[24] Williams AE, Croft J, Napp V, et al. SaFaRI: sacral nerve stimulation versus the FENIX magnetic sphincter augmentation for adult faecal incontinence: a randomised investigation. Int J Colorectal Dis. 2016;31(2):465–472.

[25] Stelzner F. Die anorektale Inkontinenz, Ursache und Behandlung. Chirurg. 1991;62(1):17–24.

[26] Devesa JM, Hervás PL, Vicente R, et al. Anal encirclement with a simple prosthetic sling for faecal incontinence. Tech Coloproctol. 2011;15(1):17–22.

[27] Frascio M, Mandolfno F, Imperatore M, et al. The SECCA procedure for faecal incontinence: a review. Colorectal Dis. 2014;16(3):167–172.

[28] Efron JE, Corman ML, Fleshman J, et al. Safety and effectiveness of temperature-controlled radio-frequency energy delivery to the anal canal (Secca procedure) for the treatment of fecal incontinence. Dis Colon Rectum. 2003;46(12):1606–16; discussion 1616–1618.

[29] Vergara-Fernandez O, Arciniega-Hernandez JA, Trejo-Avila M. Long-term outcomes of radiofrequency treatment for fecal incontinence: are the results maintainable? Int J Colorectal Dis. 2020;35(1):173–176.

[30] Altomare DF, et al. Electrostimulated gracilis neosphincter for faecal incontinence and in total anorectal reconstruction: still an experimental procedure? Int J Colorectal Dis. 1997;12(5):308–312.

[31] Thornton MJ, et al. Long-term follow-up of dynamic graciloplasty for faecal incontinence. Colorectal Dis. 2004;6(6):470–476.

[32] Knol ME, et al. Non-dynamic graciloplasty is an effective treatment for patients with passive fecal incontinence. Tech Coloproctol. 2021;25(7):849–855.

[33] Altomare DF, Rinaldi M, Pannarale OC, Memeo V. Disappointing long-term results of the artifcial anal sphincter for faecal incontinence. Br J Surg. 2004;91(10):1352–1353.

[34] Altomare DF, Dodi G, La Torre F, et al. Multicentre retrospective analysis of the outcome of artifcial anal sphincter implantation for severe faecal incontinence. Br J Surg. 2001;88(11):1481–1486.

[35] Finlay IG, Richardson W, Hajivassiliou CA. Outcome after implantation of a novel prosthetic anal sphincter in humans. Br J Surg. 2004;91(11):1485–1492.

[36] Schrag HJ, Ruthmann O, Doll A, et al. German artifcial sphincter system-GASS II: Erste in vivo evaluation eines neuen hochintegrativen Neosphinkters zur Therapie der hochgradigen Stuhlinkontinenz/short time in vivo evaluation of a novel and highly integrated sphincter prosthesis for therapy of major fecal incontinence. Biomed Tech (Berl). 2005;50(11):371–374.

[37] Wang Y, Liu H, Xu Q, Yan G. Novel artifcial anal sphincter system based on transcutaneous energy transmission system tested

in vivo. Int J Artif Organs. 2013;36(12):900–906.

[38] Eftaiha SM, Balachandran B, Marecik SJ, et al. Sacral nerve stimulation can be an effective treatment for low anterior resection syndrome. Colorectal Dis. 2017;19(10):927–933.

[39] Altomare DF, Giuratrabocchetta S, Knowles CH, et al. Long-term outcomes of sacral nerve stimulation for faecal incontinence. Br J Surg. 2015;102(4):407–415.

[40] Altomare DF, Ratto C, Ganio E, et al. Long-term outcome of sacral nerve stimulation for fecal incontinence. Dis Colon Rectum. 2009;52(1):11–17.

[41] Hollingshead JR, Dudding TC, Vaizey CJ. Sacral nerve stimulation for faecal incontinence: results from a single centre over a 10-year period. Colorectal Dis. 2011;13(9):1030–1034.

[42] Altomare DF, Rinaldi M, Rubini D, et al. Long-term functional assessment of antegrade colonic enema for combined incontinence and constipation using a modifed Marsh and Kiff technique. Dis Colon Rectum. 2007;50(7):1023–1031.

[43] Dale M, Morgan H, Carter K, et al. Peristeen transanal irrigation system to manage bowel dysfunction: a NICE medical technology guidance. Appl Health Econ Health Policy. 2019;17(1):25–34.

（林希　译）

# 第四部分　特殊考虑因素和多学科视角

**PART IV　OVERVIEW**

# 第十六章

# 剖宫产如何预防肛门失禁

# 16

Marco Torella, Marika Pennacchio, Nicola Colacurci

## 16.1　导言

顺产被认为是肛门直肠功能障碍的一个危险因素，原因是妊娠和分娩会引起盆底肌肉、直肠阴道隔、肛门括约肌复合体和阴部神经的损伤。在过去几年中，剖宫产的需求有所增加，原因有很多，其中就包括人们相信剖宫产可以预防产妇盆底问题的发生。本章我们将分析分娩方式对会阴部的影响。

肛门直肠周围有一束复杂的肌肉纤维，这就是外括约肌和内括约肌。外括约肌的横纹肌受自主控制，负责保持直肠管狭收缩张力。而内括约肌的平滑肌则在静息时保持张力，并负责每时每刻地排便。这两组肌肉重叠的距离为2cm，并在肛管内向上延伸4cm。外括约肌位于会阴中央肌腱上，被耻骨直肠肌包围。

虽然这两个括约肌对避免肛门失禁都很重要，但事实证明，外括约肌的撕裂对肛门括约肌的影响更大。

英国皇家妇产科学院（RCOG）根据裂伤的程度分为4级[1]（图16.1）。三级裂伤包括部分或完全撕裂伴或不伴内括约肌裂撕裂，而四级裂伤包括内外括约肌的完全撕裂，并延伸至直肠黏膜。肛门失

M. Torella · M. Pennacchio · N. Colacurci (✉)
Department of Woman, Child, and General and Specialized Surgery,
University of Campania Luigi Vanvitelli, Naples, Italy
e-mail: marco.torella@unicampania.it; marikapennacchio@gmail.com;
nicola.colacurci@unicampania.it

© The Author(s) 2023
L. Docimo, L. Brusciano (eds.), Anal Incontinence, Updates in Surgery,
https://doi.org/10.1007/978-3-031-08392-1_16

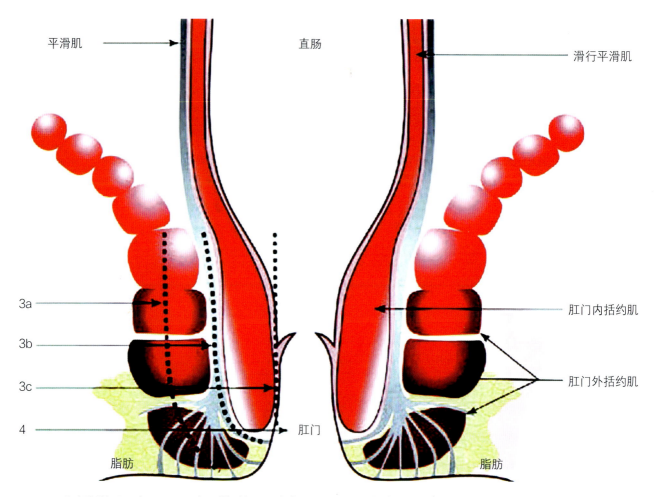

平滑肌

直肠

滑行平滑肌

3a

3b

3c

4

肛门

脂肪

肛门内括约肌

肛门外括约肌

脂肪

图 16.1　肛门括约肌示意图，显示会阴撕裂主要程度的 Sultan 分级法（3a、3b、3c 和 4）（Springer 授权转载）

禁并不完全依赖于括约肌的完整性，神经肌肉功能、耻骨直肠肌和阴部神经也是重要因素。

　　肛门括约肌裂伤又分为"临床可辨"和"隐匿性"两种。前者可在分娩时发现并修复，而后者通常通过超声诊断，可能发生在完整会阴下方或存在二度或一度裂伤时[2]。

## 16.2　肛门失禁与分娩方式

　　肛门失禁是一种复杂的生理机制，受多种因素影响，比如肠道疾病和生活习惯、大脑皮质意识、盆底肌肉尤其是肛门括约肌的完整性以及一些心理因素。

　　肛门失禁与高龄、肥胖、受孕、手术分娩和产科肛门括约肌裂伤有关。除肛门失禁外，肛门括约肌裂伤还可导致便急、会阴疼痛和性功能障碍。

肛门失禁的定义是"不自主地排出空气或液体和固体粪便，造成社会和卫生问题"，在分娩时修复了肛门括约肌裂伤的产妇中，有15%～59%会出现肛门失禁。另有6%～28%的妇女会出现便急。大便失禁发生率较低，仅占病例的2%～23%。这些症状可能是临床上可辨的裂伤或隐匿性裂伤造成的[3]。

通过比较剖宫产和阴道分娩的妇女，发现肛门失禁与分娩方式没有关联[4]。然而，当自然分娩并发肛门括约肌损伤时，肛门失禁的概率是原来3倍。此外，产钳和吸盘都会增加盆底功能障碍的风险。根据最近的研究，使用催产素引产且新生儿头围大于或等于34cm的产妇患肛门失禁的风险明显增加，产后应密切监测。

肛门括约肌的损伤可能是复杂的失禁生理机制的部分因素，如果在分娩过程中存在1个或多个危险因素，那么它们可能会对产后长期的肛门失禁形成产生协同作用[5]。

此外，自然分娩导致的肛提肌损伤增加、膀胱颈活动度增加和生殖器裂孔增大，为大便失禁和脱肛的发生奠定了基础[6]。分娩过程中母体的挤压和子宫收缩对胎儿头部施加的力量可引起盆底神经的拉伸和压迫，从而导致缺血、缺氧或神经功能受损。分娩过程中的神经损伤可导致肌肉萎缩，从而改变盆底功能和形态。肌肉延伸的程度可能导致病变或撕脱，这与产后生殖器裂孔增大有关。

与分娩无关的因素包括高龄、肥胖、腹泻和便秘等疾病的严重程度、教育水平和便急[7]。衰老的影响包括直肠顺应性降低、直肠敏感性降低、会阴松弛以及创伤后愈合延迟。

在与分娩相关的因素中，产次、手术分娩和巨大儿（第一胎出生体重达4000g）会显著增加肛门括约肌损伤的风险，并与远期肛门失禁的发生发展密切相关[8]。

在严重撕裂伤中，最重要的5个因素是：会阴正中切开术；使用产钳或产科杯；亚裔血统；出生时体重高；首次分娩。

与阴道分娩相比，剖宫产与较高的母婴死亡率、较高的后续妊娠并发症、较高的围生期死亡率、前置胎盘或异位妊娠以及较高的医疗费用相关。因此，基于剖宫产对盆底的潜在保护作用而推荐使用剖宫产的做法存在争议，并持续引起科学界的争论[9]。

关于剖宫产对预防产后肛门失禁的保护作用，目前存在相互矛盾的证据[10]。一些研究表明，剖宫产的时机，尤其是在产程晚期进行剖宫产，可能会对肛门失禁产生影响。

虽然剖宫产对短期肛门失禁有保护作用，但产后6个月时，分娩方式与肛门失禁的发生无明显相关性。尽管如此，辨别产后早期肛门失禁风险较高的孕妇是很有必要的。事实上，虽然大多数肛门失禁症状在产后6个月内消失，但即使症状持续时间很短，也会对年轻母亲的生活质量造成负面影响[11]。

总之，无论从短期还是长期来看，剖宫产似乎对肛门失禁的发生都没有保护作用[12]。然而，当阴道分娩是合并手术或并发肛门括约肌损伤时，发生肛门失禁的风险就会明显增加[13]。高龄和肥胖女性发生肛门失禁常与分娩方式以外的因素有关[14]。由于社会原因，肛门失禁的报告仍然很少，因此确定其危险因素非常重要，因为产后立即进行早期康复已被证明可以减少甚至可能预防日后的肛门失禁的发生。

## 16.3　结论

总之，尽管有证据表明阴道分娩后发生肛门失禁和盆腔器官脱垂的风险增加，但由于没有直接证据表明剖宫产具有保护作用，因此应谨慎对待，仅以保护产妇盆底为目的的选择性剖宫产建议[15]。

尽管有括约肌裂伤的产妇比没有裂伤的产妇更容易出现肛门失禁，但两组产妇的症状都会随着之后的阴道分娩而加重。与无临床可辨认裂伤病史的产妇相比，曾有过裂伤的产妇在第2次分娩时发生括约肌裂伤的风险增加了2～5倍[16]。当第2次分娩为阴道分娩或行会阴侧切（特别是中位）时，失禁复发率最高。随后的阴道分娩也会影响肛门失禁症状的严重程度。然而，由于并非所有研究都支持后续分娩会导致肛门失禁的结论，因此有理由质疑肛门失禁的增加是由于大量阴道分娩还是由于年龄等其他影响因素造成的。

至于隐匿性裂伤，可能需要进行超声诊断，并立即进行修补。因此，记录产后出现的短暂性或永久性肛门失禁症状非常重要。超声评估肛门括约肌和测压法适用于所有失禁产妇。

在咨询过程中，应告知产妇在随后的阴道分娩中出现新裂伤的风险会增加。之前有短暂性或持续性肛门失禁症状的产妇容易发生大便失禁。会阴侧切术和手术分娩会加重这些结果，增加新的裂伤和随后的肛门失禁的风险。

目前尚不清楚既往有括约肌裂伤的妇女再次经阴道分娩后的长期症状是否与那些无裂伤史的妇女不同，这一问题需要进一步研究。

综上所述，初次阴道分娩时有肛门括约肌裂伤病史的产妇，在再次分娩时更有可能出现新的裂伤并加重肛门失禁症状。应避免手术分娩和会阴侧切术（尤其是中位切开术），因为它们会增加这些产妇进一步损伤风险。

在详细讨论了阴道分娩的风险和益处后，对于有肛门失禁症状的产妇，可以考虑选择剖宫产术[16]。

## 参考文献

[1] Sultan AH, Thakar R. Posterior compartment trauma and management of acute obstetric anal sphincter injuries. In: Santoro GA, Wieczorek AP, Sultan AH, editors. Pelvic floor disorders.

[2] Faltin DL, Boulvain M, Floris LA, Irion O. Diagnosis of anal sphincter tears to prevent fecal incontinence: a randomized controlled trial. Obstet Gynecol. 2005;106(1):6–13.

[3] Pollack J, Nordenstam J, Brismar S, et al. Anal incontinence after vaginal delivery: a five-year prospective cohort study. Obstet Gynecol. 2004;104(6):1397–1402.

[4] Schei B, Johannessen HH, Rydning A, et al. Anal incontinence after vaginal delivery or cesarean section. Acta Obstet Gynecol Scand. 2019;98(1):51–60.

[5] Nygaard IE, Rao SS, Dawson JD. Anal incontinence after anal sphincter disruption: a 30-year retrospective cohort study. Obstet Gynecol. 1997;89(6):896–901.

[6] 6. de Araujo CC, Coelho SA, Stahlschmidt P, Juliato CRT. Does vaginal delivery cause more damage to the pelvic floor than cesarean section as determined by 3D ultrasound evaluation.A systematic review. Int Urogynecol J. 2018;29(5):639–645.

[7] Foulon A, Dupas JL, Sabbagh C, et al. Defining the most appropriate delivery mode in women with inflammatory bowel disease: a systematic review. Inflamm Bowel Dis. 2017;23(5):712–720.

[8] Sultan AH, Kamm MA, Hudson CN, et al. Anal-sphincter disruption during vaginal delivery. N Engl J Med.1993;329(26):1905–1911.

[9] Cattani L, Neefs L, Verbakel JY, et al. Obstetric risk factors for anorectal dysfunction after delivery: a systematic review and meta-analysis. Int Urogynecol J. 2021;32(9):2325–2336.

[10] 10. Lal M, Mann CH, Callender R, Radley S. Does cesarean delivery prevent anal incontinence? Obstet Gynecol. 2003;101:305–312.

[11] Drusany Starič K, Norčič G. Obstetric risk factors for early-onset anal incontinence. Int J Colorectal Dis.2019;34(1):177-180.

[12] Nelson RL, Furner SE, Westercamp M, Farquhar C. Cesarean delivery for the prevention of anal incontinence. Cochrane Database Syst Rev. 2010;2010(2):CD006756. https://doi.

[13] Fynes M, Donnelly VS, O'Connell PR, O'Herlihy C. Cesarean delivery and anal sphincter injury. Obstet Gynecol. 1998;92(4 Pt 1):496–500.

[14] Pretlove SJ, Radley S, Toozs-Hobson PM, et al. Prevalence of anal incontinence according to age and gender: a systematic review and meta-regression analysis. Int Urogynecol J Pelvic Floor Dysfunct. 2006;17(4):407–417.

[15] López-López AI, Sanz-Valero J, Gómez-Pérez L, Pastor-Valero M. Pelvic floor: vaginal or caesarean delivery? A review of systematic reviews. Int Urogynecol J. 2021;32:1663–1673.

[16] Faltin DL, Sangalli MR, Roche B, et al. Does a second delivery increase the risk of anal incontinence? BJOG. 2001;108:684–688.

（杨沔　译）

# 第十七章

# 泌尿系统疾病与肛门失禁的相互关系

**17**

Ferdinando Fusco, Marco De Sio, Davide Arcaniolo, Celeste

## 17.1 导言

据报道，肛门失禁（Anal Incontinence，AI）可发生于伴有泌尿系统疾病的患者，这可能是疾病本身或其治疗的结果。前列腺癌和膀胱癌手术以及放疗都可能导致肛门功能的丧失。此外，AI与下尿路症状（包括尿急、尿频和尿失禁）有关，被认为是尿路感染的危险因素。

F. Fusco · M. De Sio · D. Arcaniolo · C. Manfredi (✉)
Urology Unit, Department of Woman, Child, and General and Specialized Surgery,
University of Campania Luigi Vanvitelli, Naples, Italy
e-mail: ferdinando-fusco@libero.it; marco.desio@unicampania.it;
davide.arcaniolo@unicampania.it; manfredi.celeste@gmail.com

L. Napolitano · S. Morra · M. Creta
Urology Unit, Department of Neurosciences, Reproductive Sciences,
and Odontostomatology, University of Naples Federico II, Naples, Italy
e-mail: luiginap89@gmail.com; simonemorra@outlook.com; massimiliano.creta@unina.it

## 17.2　与肛门失禁有关的泌尿系统疾病

### 17.2.1　前列腺癌

#### 17.2.1.1　根治性前列腺切除术后肛门失禁

根治性前列腺切除术（Radical Prostatectomy，RP）与包括AI在内的肛肠并发症的高发生率相关[12]，且经会阴根治性前列腺切除术（Radical Perineal Prostatectomy，RPP）后的发生率明显更高。1998年，Bishoff等[2]的一项研究使泌尿外科医生首次认识到RP后肛门直肠功能的改变。此研究报道了AI在耻骨后根治性前列腺切除术（Radical Retropubic Prostatectomy，RRP）和RPP的患者中发生率分别为5%和18%。同样，与RRP（2%、5%、3%和8%）相比，RPP后AI（每日、每周、每月或少于每月）的发生率（2%、9%、3%和16%）显著升高。与RRP患者相比，RPP患者更有可能因粪便渗漏而使用护垫，发生次数更多，粪便渗漏量更大，成形粪便更少。不幸的是，RP后发生AI少见报道。Bishoff等报告称，只有不到50%的RP后AI患者告诉过医生。此外，即使失禁很严重，只有14%的接受RPP的AI患者和7%的接受RRP的AI患者曾告诉过医护人员[2]。

在RP期间，骨盆区肌肉和肛门括约肌复合体的手术损伤或相关神经的潜在神经麻痹均可能导致肛门功能的丧失。Aydemir等进行了一项前瞻性测压研究来评估RP后的肛门直肠功能。研究表明，RPP术后肛门外括约肌压力和肛门内括约肌压力明显降低。虽然RRP术后肛门外括约肌压力和肛门内括约肌压力也降低了，但两者之间的差异在统计学上并不显著[1]。

前列腺癌综合指数（EPIC）是一项旨在评估前列腺癌治疗后患者的功能和所遇困扰的综合性工具。它包括4个方面：泌尿、肠道、性和激素功能[3]。在Koike等的研究中，仅在3个月的随访中，机器人辅助RP(RARP)患者的EPIC肠功能评分就明显高于腹腔镜RP(LRP)患者(96.9分和92.9分，$P<0.01$)。在术后第6个月和第12个月，肠道功能的差异逐渐消失了[4]。

#### 17.2.1.2　前列腺癌放疗后肛门失禁

体外放射治疗是治疗前列腺癌的成熟有效疗法。它可以单独作为根治性疗法，也可以与根治性、辅助性或挽救性前列腺切除术联合使用。

AI是已知的前列腺癌放疗的后遗症，但与其他并发症相比，它很少受到关注[5]。

与放疗有关的AI的潜在机制包括辐射暴露对括约肌复合体结构的有害影响，无论是对肌肉本身还是支配括约肌的肌系神经丛[5]。只有少数已发表的研究涉及前列腺癌放疗前后患者的肛门直肠功能。Yeoh等首次研究了肛门直肠功能的变化，结果显示放疗后4~6周时，肛门括约肌静息压和挤压压均有显著统计学差异（放疗前静息压为54mmHg，放疗后为49mmHg；放疗前挤压力为111mmHg，放疗后为102mmHg）[6]。Yeoh等的研究也表明，放疗1年后，直肠容积减少（基线时为36mL，1年后为22mL）[7]。他们还证实，放疗后2年，括约肌静止压和挤压力均有所降低，直肠容积和冲动感觉减少[8]。然而，确切的机制尚不清楚，放疗剂量和直肠容积参数与AI症状严重程度的关系也不明确。

据报道，总体而言，外照射放疗后3年内，粪便污染和AI的发生率分别为58%和57%，5%的患者有中度到重度的症状[5-9]。

Vian等报道，与三维适形放射治疗（Three-Dimensional Conformal Radiotherapy，3DCRT）相比，强度调制放射治疗（Intensity-Modulated Radiotherapy，IMRT）可在相似的靶体积内减少对膀胱和直肠的大放射剂量。与3DCRT相比，IMRT的这种剂量学优势导致急性/晚期≥2级胃肠道不良反应（如AI）发生率更低（分别为7%和24%）[10]。

AI通常在放疗期间或放疗后不久出现。然而，它可能作为一种与放疗相关的晚期症状持续存在，而且往往不会自发缓解。据报道，在放疗急性期（治疗后120d内）出现肠道症状是中长期出现同样问题的预兆[9]。

研究表明，外照射放疗后15年，这种疾病可能仍然存在于20%的患者中[11]。一些研究报告称AI在放疗后2年新发，而另一些研究报告称在整个随访期间发病率逐渐上升[12-13]。

有研究比较了单纯前列腺电切术、单纯放疗或单纯前列腺电切术联合放疗治疗局部晚期前列腺癌的疗效和并发症。结果表明，单纯前列腺电切术患者出现肠道紧急事件的可能性低于单纯放疗患者[5]。

据推测，辐射剂量会影响直肠损伤和直肠毒性的严重程度。然而，现有研究在评估辐射剂量与AI发生率之间的关系时得出了相互矛盾的结论。

Syndikus等发现，与标准适形放疗（64Gy）相比，接受剂量递增适形放疗（74Gy）组患者的括约肌控制主观感觉受损程度更高，肛门失禁的危险比为9.25[14]。

Fellin等在对适形放疗进行的大型前瞻性研究中，仅发现晚期直肠出血与剂量-容积直方图参数之间存在相关性，但未发现剂量-容积直方图参数与治疗3年后AI之间存在统计学意义上的显著关系[15]。

据报道，近距离放射治疗患者的AI发生率相似。一项针对接受高剂量近距离放射治疗的前列腺癌患者的研究显示，11%～25%的患者在长达88个月的随访期间报告有AI症状，且症状没有缓解[16-17]。

放疗后AI的治疗方法包括局部使用苯肾上腺素，这是一种α1-肾上腺素受体激动剂，已被证明可以增加肛门内括约肌的压力。据报道，在一个小型回顾性病例系列中，使用苯肾上腺素凝胶可改善肛门失禁评分，其中半数患者曾接受过前列腺癌治疗。不过，由于研究中只有半数患者认为凝胶有效，因此其临床疗效的意义值得商榷[18]。

### 17.2.2 膀胱癌行根治性膀胱切除术后肛门失禁

根治性膀胱切除术（Radical Cystectomy，RC）后进行尿流改道是治疗局部肌层浸润性膀胱癌的金标准。RC术需要切除整个膀胱，建议同时行盆腔淋巴结清扫术。部分肠道可能会被用来进行尿流改道。

RC术后长期肠功能紊乱是一个被低估的问题。现有数据显示，总体而言，约有30%的接受RC术的受试者反馈他们在生理性排便过程中出现问题，包括肠蠕动、排便需求意识、直肠和肛门运动功能、直肠感觉功能和收缩能力[19]。接受RC治疗的患者也会抱怨直肠的感觉和控制出现问题，导致排便能力下降、排空反射启动困难和收缩能力下降。此外，这些患者的排便频率、紧迫感、渗漏、污染和胃肠胀气也会增加[19]。

手术直接损伤神经或新陈代谢改变（如电解质和维生素吸收不良）导致的神经功能障碍，以及肌肉或神经直接损伤导致的盆底肌肉生理功能缺陷，都可能导致RC术后的AI[20]。

Thulin等评估了因膀胱癌接受RC治疗的患者的长期排便障碍情况[19]。在所有452名尿路改道患者中，有35（8%）报告有粪便渗漏，33（7%）报告至少每月粪便污染事件1次。31%的非连续性尿路造口患者（54例中的17例）、70%的带有可控贮尿囊患者（27例中的19例）和44%的原位新膀胱患者（57例中的25例）表示受到粪便渗漏的中度和严重困扰。相应的35%（46例中的16例）的非连续性尿路造口患者、70%（20例中的14例）的带有可控贮尿囊患者和51%（49例中的25例）的原位新膀胱患者报告了因粪便污染而产生烦恼[19]。

Henningsohn等将可控贮尿囊和非可控泌尿造口（导管）患者与匹配对照组的基线数据进行了比较[20]。与对照组相比，RC术后粪便渗漏的发生率在统计学上显著增加，非可控泌尿造口患者和可控贮尿囊患者粪便渗漏的相对风险分别为6.2（95% CI2.4～16.0）和4.2（95% CI1.3～14.1）[20]。

Frees等评估了在根治性膀胱切除术后使用回盲部分流术[Mainz袋I（MzPI）]和回肠导管（IC）的患者的大便习惯[21]。据报道，60%的MzPI患者大便次数增多，而接受IC的患者中大便次数增多的比例为38%。据报道，31%的MzPI患者出现软便，而IC患者中仅为2%。此外，Frees等报道，与IC相比，MzPI患者的腹泻率更高（分别为62%和20%）[21]。

# 17.3 肛门失禁与下尿路症状并存

人类和动物实验数据表明，膀胱和远端结肠在正常和病理情况下都会相互作用。其中一个器官的病理改变可能会诱发盆腔内跨器官敏感性的发展，并可能是泌尿生殖道和胃肠道功能障碍临床共病的原因[22]。

AI与下尿路症状有关，包括尿急、尿频和急迫性尿失禁[22]。大型试验数据显示，下尿路症状与下消化道症状之间存在相似性。对2160人进行的EPILUTS研究表明，与无膀胱过度活动症状的患者相比，患有膀胱过度活动症的男性和女性更有可能患有AI[23]。控制人口统计学因素和共病条件的Logistic回归证实，膀胱过度活动症是预测AI的一个非常重要的因素[23]。

在一项基于社区的研究中，合并肛门和尿失禁的发病率为6%～9%[24]。此外，尿失禁女性中AI的年龄校正相对正比值为1.8[22]。在一组尿失禁患者中，AI和便秘的主诉比对照组更常见[25]。Khullar等访问了465名至尿动力学诊所就诊的妇女，并向她们提供了一份详细的肠道问卷，以调查她们的泌尿和肠道症状。在直接询问和邮寄问卷调查中，报告的AI发生率分别为15.3%和26%[26]。

与被诊断为真正压力性尿失禁的妇女相比，尿动力学诊断为逼尿肌不稳定的妇女中AI更为常见（分别为30%和21%）。Soligo等调查了504名妇科泌尿科门诊妇女的AI患病率，并评估了下尿路功能障碍与AI之间的关系。总体而言，0.2%的患者存在肛门失禁。双重失禁的女性尿急评分较高，仅在急迫性AI亚组中这一评分达到显著意义水平。有趣的是，在该组中还观察到逼尿肌过度活动发生率较高[27]。Manning等评估了与年龄和性别匹配的社区对照组相比，下尿路功能障碍患者是否伴有AI，以及他们是否有导致下尿路症状和伴有AI的易感因素。在所有病例中，经常性和偶尔性AI的发生率明显高于社区对照组（分别为5%和0.72%，24.6%和8.4%）。尽管排便急迫性和急迫性尿失禁的症状在那些尿动力学诊断为逼尿肌不稳定的患者中明显更为普遍，但与逼尿肌不稳定（3.8%）或任何其他尿动力学诊断的女性相比，真正的压力性尿失禁女性（5.1%）中AI的发生率并不高[28]。

尽管这些研究结果表明下尿路和胃肠道功能障碍具有共同的病理生理学，但仍需进一步研究以确定其中一种或多种病症的成功治疗是否伴随着其他器官系统症状的相应改善[23]。

## 17.4　肛门失禁患者的尿路感染

AI被认为是尿路感染的一个危险因素。据报道，AI患者发生尿路感染的频率几乎是无AI患者的3倍。在群体大样本的尿培养物中发现的大多数分离菌株通常存在于胃肠道中[29]。

# 参考文献

[1] Aydemir H, Albayrak S, Canguven O, et al. Anorectal functions after perineal and retropubic radical prostatectomy—a prospective clinical and anal manometric assessment. Arch Med Sci. 2011;7(1):138–142.

[2] Bishoff JT, Motley G, Optenberg SA, et al. Incidence of fecal and urinary incontinence following radical perineal and retropubic prostatectomy in a national population. J Urol. 1998;160(2):454–458.

[3] Crump RT, Peterson A, Charbonneau C, et al. Evaluating the measurement properties of the 26-item expanded prostate cancer index composite (EPIC-26) with a multicenter cohort. Can Urol Assoc J. 2019;14(4):111–117.

[4] Koike H, Kohjimoto Y, Iba A, et al. Health-related quality of life after robot-assisted radical prostatectomy compared with laparoscopic radical prostatectomy. J Robotic Surg. 2017;11(3):325–331.

[5] Maeda Y, Høyer M, Lundby L, Norton C. Faecal incontinence following radiotherapy for prostate cancer: a systematic review. Radiother Oncol. 2011;98(2):145–153.

[6] Yeoh EK, Russo A, Botten R, et al. Acute effects of therapeutic irradiation for prostatic carcinoma on anorectal function. Gut. 1998;43(1):123–127.

[7] Yeoh EK, Botten R, Russo A, et al. Chronic effects of therapeutic irradiation for localized prostatic carcinoma on anorectal function. Int J Radiat Oncol Biol Phys. 2000;47(4):915–924.

[8] Yeoh EK, Holloway RH, Fraser RJ, et al. Anorectal dysfunction increases with time following radiation therapy for carcinoma of the prostate. Am J Gastroenterol. 2004;99(2):361–369.

[9] Heemsbergen WD, Hoogeman MS, Hart GAM, et al. Gastrointestinal toxicity and its relation to dose distributions in the anorectal region of prostate cancer patients treated with radiotherapy. Int J Radiat Oncol Biol Phys. 2005;61(4):1011–1018.

[10] Viani GA, Viana BS, Martin JEC, et al. Intensity-modulated radiotherapy reduces toxicity with similar biochemical control compared with 3-dimensional conformal radiotherapy for prostate cancer. Cancer. 2016;122(13):2004–2011.

[11] Fransson P, Widmark A. 15-year prospective follow-up of patient-reported outcomes of late bowel toxicity after external beam radiotherapy for localized prostate cancer. A comparison with age-matched controls. Acta Oncol. 2007;46(4):517–524.

[12] Crook J, Esche B, Futter N. Effect of pelvic radiotherapy for prostate cancer on bowel, bladder, and sexual function: the patient's perspective. Urology. 1996;47(3):387–394.

[13] Odrazka K, Dolezel M, Vanasek J, et al. Time course of late rectal toxicity after radiation therapy for prostate cancer. Prostate Cancer Prostatic Dis. 2010;13(2):138–143.

[14] Syndikus I, Morgan RC, Sydes MR, et al. Late gastrointestinal toxicity after dose-escalated conformal radiotherapy for early prostate cancer: results from the UK Medical Research Council RT01 trial (ISRCTN47772397). Int J Radiat Oncol Biol Phys. 2010;77(3):773–783.

[15] Fellin G, Fiorino C, Rancati T, et al. Clinical and dosimetric predictors of late rectal toxicity after conformal radiation for localized prostate cancer: results of a large multicenter observational study. Radiother Oncol. 2009;93(2):197–202.

[16] Borchers H, Kirschner-Hermanns R, Brehmer B, et al. Permanent 125I-seed brachytherapy or radical prostatectomy: a prospective comparison considering oncological and quality of life results. BJU Int. 2004;94(6):805–811.

[17] Wahlgren T, Nilsson S, Lennernäs B, Brandberg Y. Promising long-term health-related quality of life after high-dose-rate brachytherapy boost for localized prostate cancer. Int J Radiat Oncol Biol Phys. 2007;69(3):662–670.

[18] Badvie S, Andreyev HJN. Topical phenylephrine in the treatment of radiation-induced faecal incontinence. Clin Oncol (R Coll Radiol). 2005;17(2):122–126.

[19] Thulin H, Kreicbergs U, Onelöv E, et al. Defecation disturbances after cystectomy for urinary bladder cancer: defecation disturbances after cystectomy for urinary bladder cancer. BJU Int. 2011;108(2):196–203.

[20] Henningsohn L, Wijkström H, Dickman PW, et al. Distressful symptoms after radical cystectomy with urinary diversion for

urinary bladder cancer: a Swedish population-based study. Eur Urol. 2001;40(2):151–162.

[21] 21. Frees S, Schenk AC, Rubenwolf P, et al. Bowel function in patients with urinary diversion: a gender-matched comparison of continent urinary diversion with the ileocecal pouch and ileal conduit. World J Urol. 2017;35(6):913–919.

[22] 22. Malykhina AP, Wyndaele JJ, Andersson KE, et al. Do the urinary bladder and large bowel interact, in sickness or in health? ICI-RS 2011. Neurourol Urodyn. 2012;31(3):352–358.

[23] 23. Coyne KS, Cash B, Kopp Z, et al. The prevalence of chronic constipation and faecal incontinence among men and women with symptoms of overactive bladder. BJU Int. 2011;107(2):254–261.

[24] 24. Klingele CJ, Lightner DJ, Fletcher JG, et al. Dysfunctional urinary voiding in women with functional defecatory disorders. Neurogastroenterol Motil. 2010;22(10):1094-e284. https:// doi.org/10.1111/j.1365-2982.2010.01539.x.

[25] 25. Wyndaele M, De Winter BY, Pelckmans P, Wyndaele JJ. Lower bowel function in urinary incontinent women, urinary continent women and in controls. Neurourol Urodyn. 2011;30(1):138–143.

[26] 26. Khullar V, Damiano R, Toozs-Hobson P, Cardozo L. Prevalence of faecal incontinence among women with urinary incontinence. Br J Obstet Gynaecol. 1998;105(11):1211–1213.

[27] 27. Soligo M, Salvatore S, Milani R, et al. Double incontinence in urogynecologic practice: a new insight. Am J Obstet Gynecol. 2003;189(2):438–443.

[28] 28. Manning J, Eyers AA, Korda A, et al. Is there an association between fecal incontinence and lower urinary dysfunction? Dis Colon Rectum. 2001;44(6):790–798.

[29] 29. Lara LL, Troop PR, Beadleson-Baird M. The risk of urinary tract infection in bowel incontinent men. J Gerontol Nurs. 1990;16(5):24–26.

（程晋坤　译）

# 第十八章

# 大便失禁与便秘的共存

**18**

Francesco Saverio Mari, Edoardo Maria Muttillo, Antonio Brescia

## 18.1 导言

在罗马Ⅳ型标准中，大便失禁被定义为固体或液体粪便不受控制地排泄，但并没有根据可能的病因来进行细分。这表明，对于大便失禁的病因是多种因素引起已经有了广泛共识，而其曾经的病因无论是单纯功能性还是生理性，目前也已不再被认为有指导意义。大便失禁患者常常同时存在功能性与生理性因素，因此在制定治疗方案前需要对各相关因素进行细致的评估。

大便失禁与便秘往往被认为是两种不同的表现，但在临床上却时常有重叠。绝大多数已发表的研究成果大多集中在单独评估大便失禁或便秘，从而导致了它们共存状态的研究缺乏相应数据。即使是最新的罗马诊断标准（罗马Ⅳ型）也认为大便失禁与便秘是不同的疾病，没有将它们可能的共存状态看作一个整体[1-2]。

F. S. Mari (✉)
Department of Surgery, S. Maria Goretti Hospital, Latina, Italy
e-mail: francescosaverio.mari@gmail.com

E. M. Muttillo · A. Brescia
Department of Medical and Surgical Sciences and Translational Medicine,
Sant' Andrea University Hospital, Rome, Italy
e-mail: edoardomaria.muttillo@uniroma1.it; antonio.brescia@uniroma1.it

© The Author(s) 2023
L. Docimo, L. Brusciano (eds.), Anal Incontinence, Updates in Surgery,
https://doi.org/10.1007/978-3-031-08392-1_18

相反，大便失禁与便秘可同时存在是众所周知的，在儿童与老年人群中均有研究[1-3]。

在成年人中，众所周知的理论是大便失禁源自无效的直肠排空，但无效的直肠排空又往往被忽视。当前，评估成年人群中大便失禁与便秘的细节还缺乏流行病学的研究依据。然而，根据一些关于结、直肠病研究所报道出来的数据分析，许多便秘患者经常抱怨同时存在大便失禁，反之亦然。

## 18.2　临床研究证据

Agachan等在1996年的一项关于大便失禁的研究中指出，约16%的大便失禁患者存在便秘症状，但并没有详细描述这些数据[4]。

Kalantar等也报道了便秘与大便失禁具有严格相关性，统计数据显示大便失禁患者中排便障碍症状具有较高的发生率[5]。大便失禁与便秘的密切相关性同样见于一些关注于盆底疾病的研究中[6-9]。女性群体更容易自然暴露于这两种情况，很明显，出生时单纯的肛门括约肌或盆底损伤并不足以解释大便失禁的发生。

世界上第一个评估大便失禁与便秘共存的学说是Burgell等在2010年报道的[10]。报道指出，在160例大便失禁的男性患者中，大约只有1/3有肛门括约肌受损，但几乎半数患者存在直肠排空障碍的现象，从而得出结论，即评估的大多数患者中，大便失禁可能只是一种次要的现象。

Vollebregt等在一项最近的横断面研究中指出，在4027例成人患者中，超过40%的难治性大便失禁和（或）便秘的患者符合罗马IV型标准，这两种情况共存[11]。这部分患者主要的表现是排气不自主，难以区分排便、排气和直肠脱垂症状。病理生理学研究表明，与那些单纯便秘患者相比，括约肌功能障碍发生率更高，而与单纯大便失禁患者相比，排便造影提示存在结构改变的人数明显更多。他们同时强调，大便失禁与便秘症状重叠的患者中，有超过80%病例被转诊医生所忽略[11]。这不仅仅是因为受试者不情愿提及这些令他们尴尬的症状，也很可能是因为医生并不积极调查成年人这两种情况。相比于儿童或老年患者，在这些成年患者病例中，临床医生缺乏问诊信息似乎主要是因为他们对这部分患者的发病情况知之甚少，而不是对于症状的严重程度不够重视。

## 18.3　患者的生活质量

大便失禁与便秘对于患者的日常生活影响极大，这涉及生活质量的各个方面。大便失禁与便秘共存已被证明可以影响患者心理和身体的方方面面，以及正常的社会活动，性生活也同样受影响[12-14]。正常日常活动是基于肠道是否有效排空，是否有便秘发作的风险，以及尴尬症状对于心理的影响，这些都对患者的生活质量有重大影响。大便失禁与便秘的同时存在起了强化作用，对于生活质量产生了双重损害[15]。焦虑和大便失禁与便秘也有直接密切相关性，更有力的证据表明这两种疾患共存的受试者有焦虑症状[16]。

此外，Cauley等证明同时患有大便失禁与便秘的人有不同的临床症状与肛门直肠生理学的检测结果，总体生活质量更差[13]。这些患者有不同的临床表现，主要为不同的肠道排空困难和轻微的便秘症状。这些病例中，测压显示括约肌张力正常或增加，而粪便造影通常显示肛门内或直肠-直肠的肠套叠以及脱肛。Cauley等总结，大便失禁与便秘共存必须被当作是一门单独的疾病学科来研究[13]。

## 18.4　病理生理学

成年人中，与便秘相关的大便失禁几乎总是后肠排空困难的结果，这种情况下，粪便在直肠内的过度积聚或停滞会导致大便失禁。此理论得到了以下事实的支持，即许多测压类的研究无法显示大便失禁与便秘共存的患者的肛门括约肌损伤发生率高于单独便秘患者[11, 17, 18]。当大便失禁与便秘同时存在时，大便失禁从病理生理学角度来看，其发生是由多种因素造成的，涉及到的3种主要机制为直肠溢液、直肠排空不全，以及盆底肌无力。

### 18.4.1　直肠溢液

这种机制中，大便失禁与直肠因为粪便过度嵌塞而过度扩张有关。大量粪便在直肠内积聚，肠腔扩张，导致肛门内括约肌松弛，使得粪便不自主溢出。

直肠敏感性减低似乎是这些患者粪便嵌塞的原因。直肠敏感性受损导致抑制直肠肛门反射的活动被激活，进而使得肛门内括约肌松弛，无法感知直肠内的粪便同样可能会损害肛门外括约肌代偿性收缩，使粪便被动溢出[19-20]。直肠顺应性增加，如直肠脱垂、脱肛或大直肠，导致直肠内粪便滞留增加，是出现大便失禁的另一个高危因素[21]。直肠内粪便滞留也导致固体粪块发酵，同时固体粪块旁的液体粪便被过滤。此外大量粪便的存在刺激了黏液的过度产生，从而加重了大便失禁。使用缓泻剂或治疗便秘的药物会导致大便失禁情况恶化[22]。

### 18.4.2　直肠排空不完全

少量大便的不自主流出往往发生在排便后的几个小时内，这几乎都与直肠排空不完全有关。

有一些研究报道称排空不全感是发生大便失禁的一个重要危险因素[5-23]。

这些患者会抱怨有少量的粪便不自主渗漏，这些渗漏却足以污染内裤，难以保持私处卫生，而大多数情况下，他们会抱怨肛周不适或肛周瘙痒[24-25]。使得直肠排空障碍的机制比如直肠脱垂、直肠-直肠或者直肠肛门套叠、脱肛、会阴下降，都会造成排便后一定数量的粪便积滞。没意识到这些少量的粪便，以及存在排便后反常收缩，似乎是这些小粪漏的基础缘由[8, 26, 27]。一些学者报道，在一些大便失禁和便秘共存的患者中，当直肠脱垂、肠套叠及脱肛通过手术矫正后，失禁症状会得到改善[28-30]。另一方面，Rao 等报道了因排便协同失调导致的直肠排空不完全。在这些患者中，直肠排空不全是由于盆底肌肉缺乏松弛所致[31]。Stevenson 等发现在患有大便失禁的女性群体中，由反常收缩或括约肌松弛不全导致的患者排便失调发生率极高[32]。

在排便受阻的患者中，排便过程中产生的力矢量的消散同样会导致直肠组织过度牵引，从而使得神经丛拉伸，这会引起直肠敏感性的变化。由于直肠敏感性的降低，使得少量残存的粪便有微量溢出，而这个时候是很难感知的。相反，据报道，一些患者因为排便受阻的影响，其直肠敏感性反而增加了[33-34]。这部分患者常常抱怨有一种急于排便的感觉，无法憋住大便。

### 18.4.3　盆底肌无力

分娩时括约肌损伤长期以来一直被认为是妇女大便失禁的最主要原因。在最近关于直肠内测压与超声的研究表明，大便失禁与便秘共存的患者中，括约肌病变发生率有降低，而在这些病例中，盆底肌无力和去神经支配看起来更像是重要原因[8, 17, 18, 20]。

在妊娠和分娩期间，盆底肌筋膜成分超负荷工作及肌紧张会引起牵引诱导的神经源性病变，从而导致盆底及括约肌的肌张力减小[8, 35, 36]。也有一些研究报告称，在肌肉没有断裂的情况下，大便失禁可能与肛门括约肌功能受损有关，而肛门括约肌功能受损则与盆底去神经化以及肛门感觉下降相关。这些都会导致肛门内括约肌持续性抑制反射以及肛门外括约肌无效的有意识收缩[20-22]。

除了妊娠与分娩，衰老和结缔组织病也能导致盆底肌的肌腱结构减弱[37]。在这些病例中，会阴下降会导致慢性压力刺激，肌肉结构错位，从而进一步引起盆底去神经化，肛门直肠角变钝，出现大便失禁[8, 20, 35, 36]。

## 18.5　诊断与治疗

在任何出现大便失禁或便秘的成人患者中，研究这两种疾病可能的共存情况非常重要。在规划治疗方案前，应该进行准确的排便功能研究。在进行临床评估前，必须对于排便症状以及对生活质量的影响进行全面细致的研究，经过验证的方法与广泛使用的问卷调查是进行评估的有效方法[14, 38, 39]。

女性患者中，使用评分来评估盆腔脏器脱垂的共存现象是行之有效的。盆腔脏器脱垂量表似乎可以有效评价有关膀胱、阴道或直肠脱垂相关症状及其情绪影响，比如沮丧和尴尬[40]。

用仪器来评估大便失禁与便秘共存患者必须始终包括肛门直肠复合体的功能评估。肛门直肠测压（如果分辨率高，效果更准），直肠感觉测试，以及球囊排出试验是客观评估肛门直肠肌肉和感觉运动功能的最佳研究[41]。

大便失禁与便秘共存的情况下，功能评估应该始终包括一系列测量，来反映肛管的自主与非自主控制功能，自主与非自主（反射）直肠肛门协调功能，大便排空功能和直肠感觉功能[17-18]。评估括约肌张力和收缩能力缺陷，以及直肠敏感性或直肠排空的改变，对于指导治疗至关重要。

通过超声或核磁共振成像（MRI）进行形态学研究对于强调肌肉损伤、盆腔器官脱垂和（或）排便受阻的存在至关重要。磁共振排粪造影可以提供直肠排泄与脱垂的结构和功能信息。磁共振成像则还可以针对盆底异常下降和肛门渗漏提供盆腔无力和括约肌无力的依据[42]。

便秘的治疗通常与改善共存的大便失禁有关，因此，建议仔细评估并纠正后肠排空困难的潜在原因[28-30, 43]。相反，大便失禁的治疗似乎无法有效地缓解便秘症状，无法有效地改善对生活质量的影响[44]。

行为干预和饮食调整的方案尚未证实对大便失禁与便秘共存患者有效[45]。然而有报道称，同时存在肌肉缺陷和协同排便失调的情况下使用盆底康复治疗（尤其是生物反馈疗法）取得了良好的效果[44, 46, 47]。

在排便受阻综合征中，手术矫正直肠脱垂、肠套叠和脱肛可以显著改善大便失禁的症状[28-30, 43, 48-53]。关于使用悬吊术来治疗会阴下垂在改善大便失禁症状方面的有效性缺少相关报道[54-55]。

# 参考文献

[1] Rao SS, Bharucha AE, Chiarioni G, et al. Functional anorectal disorders. Gastroenterology. 2016;250(6):1430–1442.e4.

[2] Mearin F, Lacy BE, Chang L, et al. Bowel disorders. Gastroenterology. 2016;250(6):1393–1407.e5.

[3] Gomez-Pinilla PJ, Gibbons SJ, Sarr MG, et al. Changes in interstitial cells of cajal with age in the human stomach and colon. Neurogastroenterol Motil. 2011;23(1):36–44.

[4] Agachan F, Pfeifer J, Wexner SD. Defecography and proctography. Results of 744 patients. Dis Colon Rectum. 1996;39(8):899–905.

[5] Kalantar JS, Howell S, Talley NJ. Prevalence of faecal incontinence and associated risk factors; an underdiagnosed problem in the Australian community? Med J Aust. 2002;176(2):54–57.

[6] Boreham MK, Richter HE, Kenton KS, et al. Anal incontinence in women presenting for gynecologic care: prevalence, risk factors, and impact upon quality of life. Am J Obstet Gynecol. 2005;192(5):1637–1642.

[7] Amselem C, Puigdollers A, Azpiroz F, et al. Constipation: a potential cause of pelvic floor damage? Neurogastroenterol Motil. 2010;22(2):150–3, e48. https://doi.org/10.1111/j.1365- 2982.2009.01409.x.

[8] Carter D, Bardan E, Maradey-Romero C. Clinical and physiological risk factors for fecal incontinence in chronically constipated women. Tech Coloproctol. 2019;23(5):429–434.

[9] Andy UU, Harvie HS, Pahwa AP , et al. The relationship between fecal incontinence, constipation and defecatory symptoms in women with pelvic floor disorders. Neurourol Urodyn. 2017;36(2):495–498.

[10] Burgell RE, Bhan C, Lunniss PJ, Scott SM. Fecal incontinence in men: coexistent constipation and impact of rectal hyposensitivity. Dis Colon Rectum. 2012;55(1):18–25.

[11] V ollebregt PF, Wiklendt L, Dinning PG, et al. Coexistent faecal incontinence and constipation: a cross-sectional study of 4027 adults undergoing specialist assessment. EClinicalMedicine. 2020;27:100572. https://doi.org/10.1016/j.eclinm.2020.100572.

[12] Thomas GP , Maeda Y , V aizey CJ. A review of the effect of faecal incontinence and constipation on sexual function. Int J Colorectal Dis. 2019;34(3):387–391.

[13] Cauley CE, Savitt LR, Weinstein M, et al. A quality-of-life comparison of two fecal incontinence phenotypes: isolated fecal incontinence versus concurrent fecal incontinence with constipation. Dis Colon Rectum. 2019;62(1):63–70.

[14] Brochard C, Chambaz M, Ropert A, et al. Quality of life in 1870 patients with constipation and/or fecal incontinence: constipation should not be underestimated. Clin Res Hepatol Gastroenterol. 2019;43(6):682–687.

[15] 15. Sailer M, Bussen D, Debus ES, et al. Quality of life in patients with benign anorectal disorders. Br J Surg. 1998;85(12):1716–1719.

[16] Singh P , Takazawa E, Rangan V , et al. Fecal urgency is common in constipated patients and is associated with anxiety. Neurogastroenterol Motil. 2019;31(4):e13545. https://doi.org/10.1111/nmo.13545.

[17] Somers M, Peleman C, V an Malderen K, et al. Manometric and ultrasonographic characteristics of patients with coexisting fecal incontinence and constipation. Acta Gastroenterol Belg. 2017;80(4):463–469.

[18] Mion F, Garros A, Brochard C, et al. 3D high-definition anorectal manometry: values obtained in asymptomatic volunteers, fecal incontinence and chronic constipation. Results of a prospective multicenter study (NOMAD). Neurogastroenterol Motil. 2017;29(8):e13049. https://doi.org/10.1111/nmo.13049.

[19] Burgell RE, Scott SM. Rectal hyposensitivity. J Neurogastroenterol Motil. 2012;18(4):373–384.

[20] Nurko S, Scott SM. Coexistence of constipation and incontinence in children and adults. Best Pract Res Clin Gastroenterol. 2011;25(1):29–41.

[21] Gladman MA, Lunniss PJ, Scott SM, Swash M. Rectal hyposensitivity. Am J Gastroenterol. 2006;101(5):1140–1151.

[22] Read NW, Abouzekry L. Why do patients with faecal impaction have faecal incontinence. Gut. 1986;27(3):283–287.

[23] Bharucha AE, Seide BM, Zinsmeister AR, Melton LJ 3rd. Relation of bowel habits to fecal incontinence in women. Am J Gastroenterol. 2008;103(6):1470–1475.

[24] Hoffmann BA, Timmcke AE, Gathright JB Jr, et al. Fecal seepage and soiling: a problem of rectal sensation. Dis Colon Rectum. 1995;38(7):746–748.

[25] Sun WM, Read NW, Miner PB. Relation between rectal sensation and anal function in normal subjects and patients with faecal incontinence. Gut. 1990;31(9):1056–1061.

[26] Bharucha AE, Rao SS. An update on anorectal disorders for gastroenterologists. Gastroenterology. 2014;146(1):37–45.e2.

[27] Bharucha AE, Zinsmeister AR, Schleck CD, Melton LJ 3rd. Bowel disturbances are the most important risk factors for late onset fecal incontinence: a population-based case-control study in women. Gastroenterology. 2010;139(5):1559–1566.

[28] Tsunoda A, Takahashi T, Kusanagi H. Transanal repair of rectocele: prospective assessment of functional outcome and quality of life. Colorectal Dis. 2020;22(2):178–186.

[29] Lazorthes F, Gamagami R, Cabarrot P , Muhammad S. Is rectal intussusception a cause of idiopathic incontinence? Dis Colon Rectum. 1998;41(5):602–605.

[30] Slawik S, Soulsby R, Carter H, et al. Laparoscopic ventral rectopexy, posterior colporrhaphy and vaginal sacrocolpopexy for the treatment of recto-genital prolapse and mechanical outlet obstruction. Colorectal Dis. 2008;10(2):138–143.

[31] Rao SS, Tuteja AK, V ellema T, et al. Dyssynergic defecation: demographics, symptoms, stool patterns, and quality of life. J Clin Gastroenterol. 2004;38(8):680–685.

[32] James-Stevenson T, Xu H, Heit M, Shin A. Age and dyssynergia subtypes associated with normal sphincter pressures in women with fecal incontinence. Female Pelvic Med Reconstr Surg. 2018;24(3):247–251.

[33] Bharucha AE, Fletcher JG, Harper CM, et al. Relationship between symptoms and disordered continence mechanisms in women with idiopathic faecal incontinence. Gut. 2005;54(4):546–555.

[34] Siproudhis L, El Abkari M, El Alaoui M, et al. Low rectal volumes in patients suffering from fecal incontinence: what does it mean? Aliment Pharmacol Ther. 2005;22(10):989–996.

[35] Kiff ES, Barnes PR, Swash M. Evidence of pudendal neuropathy in patients with perineal descent and chronic straining at stool. Gut. 1984;25(11):1279–1282.

[36] Snooks SJ, Barnes PR, Swash M, Henry MM. Damage to the innervation of the pelvic floor musculature in chronic constipation. Gastroenterology. 1985;89(5):977–981.

[37] Petros P , Swash M. The integral theory: a musculo-elastic theory of pelvic floor function and dysfunction. In: Santoro GA, Wieczorek AP , Bartram CI, editors. Pelvic floor disorders. Milan: Springer; 2010. p. 17–23.

[38] Rockwood TH, Church JM, Fleshman JW, et al. Fecal incontinence quality of life scale: quality of life instrument for patients with fecal incontinence. Dis Colon Rectum. 2000;43(1):9–16; discussion 16–17.

[39] V arma MG, Wang JY , Berian JR, et al. The constipation severity instrument: a validated measure. Dis Colon Rectum. 2008;51(2):162–172.

[40] Barber MD, Kuchibhatla MN, Pieper CF, Bump RC. Psychometric evaluation of 2 comprehensive condition-specific quality of life instruments for women with pelvic floor disorders. Am J Obstet Gynecol. 2001;185(6):1388–1395.

[41] Carrington EV , Heinrich H, Knowles CH, et al. The international anorectal physiology working group (IAPWG) recommendations: standardized testing protocol and the London classification for disorders of anorectal function. Neurogastroenterol Motil. 2020;32(1):e13679. https://doi.org/10.1111/nmo.13679.

[42] Bharucha AE. Outcome measures for fecal incontinence: anorectal structure and function. Gastroenterology. 2004;126(1 Suppl 1):S90–98.

[43] Reichert M, Busse A, Hecker A, et al. Changes in dynamic pelvic floor magnet resonance imaging and patient satisfaction after resection rectopexy for obstructed defecation syndrome. Rofo. 2016;188(1):38–44.

[44] Andy UU, Jelovsek JE, Carper B, et al. Impact of treatment for fecal incontinence on constipation symptoms. Am J Obstet Gynecol. 2020;222(6):590.e1–8.

[45] Freeman KA, Riley A, Duke DC, Fu R. Systematic review and meta-analysis of behavioral interventions for fecal incontinence with constipation. J Pediatr Psychol. 2014;39(8):887–902.

[46] Brusciano L, Gambardella C, Del Genio G, et al. Outlet obstructed constipation and fecal incontinence: is rehabilitation treatment the way? Myth or reality. Arq Gastroenterol. 2020;5757(2):198–202.

[47] Ko CY , Tong J, Lehman RE, et al. Biofeedback is effective therapy for fecal incontinence and constipation. Arch Surg. 1997;132(8):829–33; discussion 33–34.

[48] Tsunoda A, Takahashi T, Hayashi K, et al. Laparoscopic ventral rectopexy in patients with fecal incontinence associated with rectoanal intussusception: prospective evaluation of clinical, physiological and morphological changes. Tech Coloproctol. 2018;22(6):425–431.

[49] Gosselink MP , Adusumilli S, Gorissen KJ, et al. Laparoscopic ventral rectopexy for fecal incontinence associated with high-grade internal rectal prolapse. Dis Colon Rectum. 2013;56(12):1409–1414.

[50] Boenicke L, Kim M, Reibetanz J, et al. Stapled transanal rectal resection and sacral nerve stimulation—impact on faecal incon-

tinence and quality of life. Colorectal Dis. 2012;14(4):480–489.

[51] Boenicke L, Jayne DG, Kim M, et al. What happens in stapled transanal rectum resection? Dis Colon Rectum. 2011;54(5):593–600.

[52] Mari FS, Pezzatini M, Gasparrini M, Antonio B. STARR with contour transtar for obstructed defecation syndrome: long-term results. World J Surg. 2017;41(11):2906–2911.

[53] Masoni L, Mari FS, Favi F, et al. Stapled transanal rectal resection with contour transtar for obstructed defecation syndrome: lessons learned after more than 3 years of single-center activity. Dis Colon Rectum. 2013;56(1):113–119.

[54] Steele SR, V arma MG, Prichard D, et  al. The evolution of evaluation and management of urinary or fecal incontinence and pelvic organ prolapse. Curr Probl Surg. 2015;52(3):92–136.

[55] Mattsson NK, Karjalainen PK, Tolppanen AM, et al. Pelvic organ prolapse surgery and quality of life—a nationwide cohort study. Am J Obstet Gynecol. 2020;222(6):588.e1–10.

（张明元　译）

# 第十九章

# 大便失禁与肠易激综合征的肠道微生物群特征

# 19

Giovanni Marasco, Vincenzo Stanghellini,
Giovanni Barbara, Cesare Cremon

## 19.1 导言

肛门失禁（Anal Incontinence，AI）是指无法延迟至条件允许时才排便（急迫性失禁），或者更笼统地说，是指肠道内容物不自主地通过肛门（被动性失禁或粪便渗出，后者是指正常排便和排空时出现的粪便或黏液渗出）[1]。由于患者自觉尴尬，其发病率很可能被低估。尽管其发病率随年龄的增加而增加，但年轻人的发病率也受之影响，而且男女之间没有差异。此外，盆底肌、肛门括约肌或直肠的许多特发性或继发性神经肌肉疾病都可能导致其发病。本章对此进行了全面的描述。虽然失禁更可能与腹泻有关，但严重便秘伴粪便嵌塞以及相关的假性腹泻也可能导致肛门直肠周围解剖和功能异常。

肠易激综合征（Irritable Bowel Syndrome，IBS）是临床中以肠道异常为特征的最常见疾病，包括腹泻型（IBS-D）、便秘型（IBS-C）和混合排便习惯型（IBS-M）[2]。据一项多中心研究报道，15% ~ 20%的IBS患者受AI的影响[3]。同样，在英国的一项单中心研究中，20%的IBS患者每周至少发生1次大便失禁[4]。与未报告AI的患者相比，受严重并发症影响的IBS患者更多的是IBS-D型，这

G. Marasco · V. Stanghellini (✉) · G. Barbara · C. Cremon
Internal Medicine and Digestive Pathophysiology Unit,
IRCCS Azienda Ospedaliero- Universitaria di Bologna, Bologna, Italy
Department of Medical and Surgical Sciences, University of Bologna, Bologna, Italy
e-mail: giovanni.marasco4@unibo.it; v.stanghellini@unibo.it; giovanni.barbara@unibo.it;
cesare.cremon@aosp.bo.it

© The Author(s) 2023
L. Docimo, L. Brusciano (eds.), Anal Incontinence, Updates in Surgery,
https://doi.org/10.1007/978-3-031-08392-1_19

类患者有更多的消化科就诊经历，且相对而言往往年龄偏高，男性居多，BMI指数偏高，伴随焦虑和抑郁症状者居多。

不过，这些数据与实际相比可能明显的偏低，因为在英国进行的另一项二级护理研究中，报告的发病率高达60%，而且1/4的入院患者以前从未提及过自己的大便失禁情况[5]。要控制患者的大便失禁，就必须对IBS患者进行适当管理。我们接下来将简要总结目前关于IBS的观点，特别关注肠道微生物群的变化和调节作用。

## 19.2　临床特征

肠易激综合征（Irritable Bowel Syndrome, IBS）是一种功能性胃肠道疾病（Functional Gastrointestinal Disorder, FGID），现在被称为肠脑相互作用障碍（Disorder Of Gut-Brain Interaction, DGBI）[6]，其特征是与大便性状或次数变化相关的腹痛等症状[2]。IBS的诊断依据是基于患者自述的主观症状，没有有效的诊断性生物标志物。

IBS是根据基于症状的罗马标准的诊断标准来定义的，该标准包括在过去3个月中平均每周至少有1天发生腹痛且伴有以下2项或多项症状：与排便有关、与大便次数改变有关、与大便形态（外观）改变有关[2]。根据Bristol粪便形态量表，患者可分为IBS-D、IBS-C和IBS-M[2]。

支持症状包括排便困难、排便不尽感、排便急迫、肠液外溢和腹胀。IBS患者还经常提到自身的情绪问题、其他胃肠道症状（如胃灼热）和肠外症状（如纤维肌痛、头痛、背痛），以及泌尿生殖系统症状（如女性所谓的盆腔痛，即膀胱痛）、月经期间症状加重、性交困难或其他妇科症状。此外，高达20%的IBS患者会出现AI[3-4]。这些症状会增加IBS的严重程度，并可能与心理因素有关。

## 19.3　流行病学和危险因素

IBS在不同地区的发病率差异很大，但平均约为10%，女性发病率高于男性，大部分患者年龄<50岁[7]。在某些国家，IBS更常见于16～30岁的年轻男性，但发病高峰期出现在30～40岁[7]。即使不是危及生命的疾病，IBS也会对生活质量产生重大影响，并给患者个人和整个社会带来相当大的负担。由于接受直接疗法，患者生活质量的下降，使得他们需要平均15年的时间来恢复。据估计，欧洲每年与IBS相关的直接和间接成本高达80亿欧元[8]。

IBS的一个已确定的危险因素是既往肠道感染史[8-9]，无论是细菌、病毒还是原生动物，现在统称为感染后IBS（PI-IBS）[11]。最新的一项荟萃分析[12]显示，受到肠道感染的人患IBS的风险增加了4倍，此外，女性性别、严重的感染病程、抗生素摄入量和既往的心理并发症也与IBS的发生有关。有趣的是，一项长达16年的长期随访研究报告称，在一组经培养证实感染了肠炎沙门氏菌（Salmonella-enteritidis）的人群中，IBS的发病率为36.8%[9]。

## 19.4　诊断

最新的指南建议，在没有明显症状的情况下，仅使用罗马标准中基于症状的诊断标准，就可对IBS做出阳性诊断。为了评估，临床医生应询问是否存在包括失禁和梗阻在内的直肠疾病，并且还应询问膀胱和排尿情况，以及是否需要牵拉或按压肛管或阴道，或者抬举会阴部以促进排便[13]。

如果出现阳性症状，则需要进行包括结肠镜检查和其他症状指导下的诊断检查来全面评估[14]。此外，应进行肛门直肠检查，以明确是否存在盆底和排便障碍，并通过肛门直肠测压、球囊排出试验和排便造影进行进一步检查[14]。实验室检查则一般为全血细胞计数、C-反应蛋白和乳糜泻血清学筛查。应考虑的鉴别诊断包括：IBS-D患者的显微镜下结肠炎（microscopic colitis）、克罗恩病（Crohn's disease）、胆汁酸腹泻（bile acid diarrhea）和小肠细菌过度生长（small intestinal bacterial overgrowth），以及IBS-C患者的慢性便秘（无疼痛）。

## 19.5　病理生理学

过去，IBS被认为是脑肠轴失调的结果，与社会心理因素有关，包括压力、肠蠕动改变和内脏超敏反应[6]。但目前的证据认为，IBS是一种以涉及多种外周和中枢神经的复杂相互作用为特征的疾病，包括遗传易感性、胃肠道感觉运动功能的改变、肠道微生态失调、肠道通透性增加、黏膜轻度炎症或免疫激活、神经内分泌异常，食物过敏和心理社会因素[14-15]。图19.1总结了目前对IBS病理生理学机制理解的主要特征[14-15]。

至少有3种临床情况可将IBS与肠道微生物群联系起来，其特点都是破坏宿主和肠道微生物生态系统之间的平衡：①超过10%的IBS患者是在感染性胃肠炎（PI-IBS）后出现症状[11-15]。②系统性抗生素对肠道微生物群的破坏增加了IBS的风险。③旨在改变肠道微生物群组成的治疗可以改善IBS的症状。

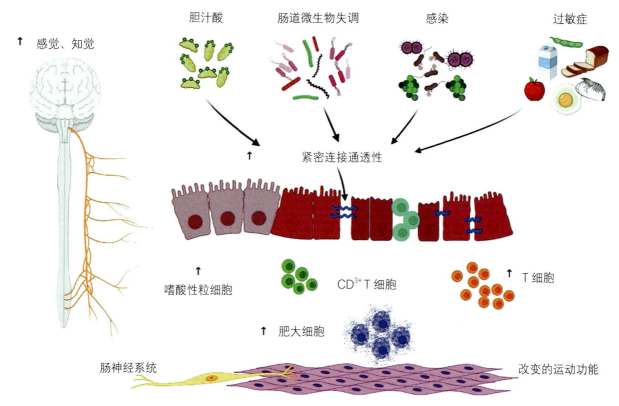

**图 19.1** 肠易激综合征患者肠功能障碍及症状感知的主要病理生理机制

越来越多的证据表明，当肠道微生物生态系统的多样性、组成和（或）功能受到破坏时，就会发生微生态失调，从而导致肠道正常功能的改变，并对多种疾病的发生、发展和症状加重产生影响[15]。其中，AI 和 IBS 均以与肠道生理损伤相关的微生态失调为特征[16]。

## 19.6  肠道微生物群特征描述

人类肠道中有大约 1014 种微生物，包括细菌、古细菌、微真核细胞（即真菌和原生生物）和病毒，它们与宿主形成互利关系。肠道微生物群参与消化功能，构成宿主免疫系统，参与调节宿主代谢，影响局部和全身（即维生素摄入和营养代谢），并抵御病原体。

IBS-D 患者的特征是肠道微生物种类减少，这表明参与维持体内平衡的微生物种类可能缺失[17]。有报道称，微生物多样性降低与粪便变稀之间存在关联，这表明其与 AI 的病理生理学有潜在相关性[18]。

大多数研究一致表明，IBS 患者的固有菌（Firmicutes）增多，类杆菌（Bacteroidetes）减少。在IBS-D患者中，类杆菌增多，并与黏膜轻度炎症有关。相反，保护性细菌属于梭状芽孢杆菌（Clostridiales），尤其是产丁酸厌氧杆菌（Faecalibacterium prausnitzii），由于其在控制炎症和维持肠道屏障稳态方面的有利作用，已被广泛研究。据报道，种类减少、呼出甲烷减少、甲烷杆菌（Methanobacteriales）和肠型普雷沃特氏菌（Prevotella enterotype）的相对减少，肠道乳杆菌肠型（Bacteroides enterotype）的丰度等，与症状严重程度有关。

最新的微生物群的代谢组学和宏基因组学分析进展得出一种观点，即症状可能是由肠道微生物群的功能而非结构的改变引起的。一项荟萃分析发现，与对照组相比，IBS-C患者粪便丙酸盐和丁酸盐含量水平较低，而IBS-D患者粪便中的丁酸盐比例较高[19]。其他研究表明，产生短链脂肪酸的细菌，如瘤胃球菌（Ruminococcaceae）、未知梭菌（Unknown Clostridiales）和丹毒丝菌（Erysipelotrichaceae）在IBS-D患者的微生态失调中发挥作用。最近的一项研究表明，丁酸的可用性降低是IBS的一个潜在的、有吸引力的治疗靶点，该研究表明，副干酪乳杆菌CNCM I-1572（Lactobacillus paracasei CNCM I-1572）通过增加IBS患者的乙酸盐和丁酸盐水平来改善症状并调节肠道微生物群结构和功能[20]。最近的一项试验旨在评估女性AI患者的粪便代谢组和微生物组的情况，并证明代谢物和微生物组成对预测治疗反应的潜在影响仍有待全面分析[21]。上述这些数据均为旨在调节IBS和AI患者肠道微生物群的药物和非药物治疗提供了基本原理。

## 19.7　肠道微生物群调节

有力的证据表明，改变微生物[包括饮食、益生元（prebiotics）、益生菌（probiotics）、可吸收性差的抗生素或粪便微生物群移植（fecal micro biota transplantation，FMT）]对IBS具有关键的治疗作用。

这种饮食方法对IBS患者的肠道微生物群有潜在影响，也为他们提供了一个有趣的一线治疗机会。低可发酵寡糖、二糖、单糖和多元醇（fermentable oligo-, di-, and monosaccharide and polyol，FODMAP）饮食可减少发酵，改善IBS患者特别是IBS-D患者的全身症状和腹痛[22]。值得注意的是，有报道称低FODMAP饮食对伴有稀便的AI患者的大便稠度和大便失禁均有益处[23]。

此外，益生菌和共生菌在IBS治疗中的作用越来越受到关注。不幸的是，在疾病状态下益生菌有治疗效果的临床证据仍然不足。尽管国际指南建议不要在IBS患者中使用益生菌[24]，但其在最近进行的终点明确的试验中显示出良好的效果[20]。基于这些数据，英国胃肠病学（British Society of Gastroenterology，BSG）关于IBS治疗的指南建议益生菌作为一种联合用药，可有效治疗IBS的全身症状和腹痛[25]。但需要进一步地研究来明确益生菌在IBS和AI患者治疗中的潜在作用。

研究发现，利福昔明（Rifaximin）是一种吸收性较差的非全身性抗生素，在减轻无便秘的IBS

患者的全身症状、腹胀、腹痛、稀便或水样便方面比安慰剂更有效[25]。此外，发现使用利福昔明重复治疗是有效和安全的，不会产生细菌耐药性。关于IBS的主要国际指南均建议使用利福昔明治疗IBS-D[24]。

粪便微生物群移植指将健康供体的肠道微生物群移植到菌群失调患者的胃肠道中的过程。它被证明是治疗复发性、难治性梭菌感染的有效方法。这种方法已在IBS中进行了评估，但结果不一[26]。最近，一项包括所有亚型IBS的大型单中心试验显示，从同一名健康状况极佳的优质供体处获取FMT（30g和60g）并将其输送到患病者的十二指肠远端，其效果明显优于安慰剂（自体FMT）[27]。

## 19.8　结论

IBS是一种以腹痛和排便异常为特征的常见的临床疾病。在工业化国家，IBS-D是导致慢性或复发性腹泻的最常见原因，因此对AI患者构成重大威胁。IBS-D和AI似乎也有一些共同的病理生理机制。在治疗AI时不考虑肠道的整体功能将是一个重大错误。因此，要对这些复杂病例进行正确的治疗管理，就必须认识到IBS可治疗的根本原因。在过去的20年里，我们对IBS病理生理学的认识有了极大的提高，并得出了几种有效的治疗方法。

## 参考文献

[1] Rao SSC. Diagnosis and management of fecal incontinence. Am J Gastroenterol. 2004;99(8):1585–1604.

[2] Mearin F, Lacy BE, Chang L, et al. Bowel disorders. Gastroenterology. 2016;150(6):1393–1407.e5.

[3] Simrén M, Palsson OS, Heymen S, et al. Fecal incontinence in irritable bowel syndrome: prevalence and associated factors in Swedish and American patients. Neurogastroenterol Motil. 2017;29(2):e12919. https://doi.org/10.1111/nmo.12919.

[4] Black CJ, Ford AC. Faecal incontinence is not rare in irritable bowel syndrome. Frontline Gastroenterol. 2020;11(6):494–496.

[5] Atarodi S, Rafeian S, Whorwell PJ. Faecal incontinence—the hidden scourge of irritable bowel syndrome: a cross-sectional study. BMJ Open Gastroenterol. 2015;1(1):e000002. https://doi.org/10.1136/bmjgast-2014-000002.

[6] Drossman DA. Functional gastrointestinal disorders: history, pathophysiology, clinical features, and Rome IV. Gastroenterology. 2016;150(6):1262–1279.e2.

[7] Lovell RM, Ford AC. Global prevalence of and risk factors for irritable bowel syndrome: a meta–analysis. Clin Gastroenterol Hepatol. 2012;10(7):712–721.e4.

[8] Flacco ME, Manzoli L, De Giorgio R, et al. Costs of irritable bowel syndrome in European countries with universal healthcare coverage: a meta-analysis. Eur Rev Med Pharmacol Sci. 2019;23(7):2986–3000.

[9] Cremon C, Stanghellini V, Pallotti F, et al. Salmonella gastroenteritis during childhood is a risk factor for irritable bowel syndrome in adulthood. Gastroenterology. 2014;147(1):69–77.

[10] Card T, Enck P, Barbara G, et al. Post-infectious IBS: defning its clinical features and prognosis using an internet-based survey. United European Gastroenterol J. 2018;6(8):1245–1253.

[11] Barbara G, Grover M, Bercik P, et al. Rome Foundation working team report on post-infection irritable bowel syndrome. Gastroenterology. 2019;156(1):46–58.e7.

[12] Donnachie E, Schneider A, Mehring M, Enck P. Incidence of irritable bowel syndrome and chronic fatigue following GI infection: a population-level study using routinely collected claims data. Gut. 2018;67(6):1078–1086.

[13] Camilleri M. Diagnosis and treatment of irritable bowel syndrome: a review. JAMA. 2021;325(9):865–877.

[14] Ford AC, Sperber AD, Corsetti M, Camilleri M. Irritable bowel syndrome. Lancet. 2020;396(10263):1675–1688.

[15] Barbara G, Feinle-Bisset C, Ghoshal UC, et al. The intestinal microenvironment and functional gastrointestinal disorders. Gastroenterology. 2016;150(6):1305–1318.e8.

[16] Rao SSC, Bharucha AE, Chiarioni G, et al. Anorectal disorders. Gastroenterology. 2016;150(6):1430–1442.e4.

[17] Jeffery IB, Das A, O'Herlihy E, et al. Differences in fecal microbiomes and metabolomes of people with vs without irritable bowel syndrome and bile acid malabsorption. Gastroenterology. 2020;158(4):1016–1028.e8.

[18] Hollister EB, Cain KC, Shulman RJ, et al. Relationships of microbiome markers with extraintestinal, psychological distress and gastrointestinal symptoms, and quality of life in women with irritable bowel syndrome. J Clin Gastroenterol. 2020;54(2):175–183.

[19] Sun Q, Jia Q, Song L, Duan L. Alterations in fecal short-chain fatty acids in patients with irritable bowel syndrome: a systematic review and meta-analysis. Medicine (Baltimore). 2019;98(7):e14513. https://doi.org/10.1097/md.0000000000014513.

[20] Cremon C, Guglielmetti S, Gargari G, et al. Effect of lactobacillus paracasei CNCM I-1572 on symptoms, gut microbiota, short chain fatty acids, and immune activation in patients with irritable bowel syndrome: a pilot randomized clinical trial. United Eur Gastroenterol J. 2018;6(4):604–613.

[21] Arya LA, Richter HE, Jelovsek E, et al. Metabolites and microbial composition of stool of women with fecal incontinence: study design and methods. Neurourol Urodyn. 2018;37(2):634–641.

[22] van Lanen AS, de Bree A, Greyling A. Effcacy of a low-FODMAP diet in adult irritable bowel syndrome: a systematic review and meta-analysis. Eur J Nutr. 2021;60(6):3505–3522.

[23] Menees SB, Chandhrasekhar D, Liew EL, Chey WD. A low FODMAP diet may reduce symptoms in patients with fecal incontinence. Clin Transl Gastroenterol. 2019;10(7):e00060. https://doi.org/10.14309/ctg.0000000000000060.

[24] Lacy BE, Pimentel M, Brenner DM, et al. ACG clinical guideline: management of irritable bowel syndrome. Am J Gastroenterol. 2021;116(1):17–44.

[25] Vasant DH, Paine PA, Black CJ, et al. British Society of Gastroenterology guidelines on the management of irritable bowel syndrome. Gut. 2021;70(7):1214–1240.

[26] Ianiro G, Eusebi LH, Black CJ, et al. Systematic review with meta-analysis: effcacy of faecal microbiota transplantation for the treatment of irritable bowel syndrome. Aliment Pharmacol Ther. 2019;50(3):240–248.

[27] El-Salhy M, Hatlebakk JG, Gilja OH, et al. Effcacy of faecal microbiota transplantation for patients with irritable bowel syndrome in a randomised, double-blind, placebo-controlled study. Gut. 2020;69(5):859–867.

（徐怡楠　译）

# 第二十章

# 低位前切除综合征

**20**

Mario Morino, Antonella Nicotera

## 20.1　定义和危险因素

　　低位前切除综合征（LARS）是指直肠癌保肛术后结直肠功能紊乱的一种长期并发症，包括各种排便功能障碍症状，如便急、排气和大便失禁、大便不成形和排便受阻。LARS是2012年由Briant等人提出的，其具体定义为"直肠切除术后的肠道功能紊乱导致患者的生活质量下降"[1]。肠道功能的恢复一般发生在术后18个月左右，之后不太可能有进一步的改善。这意味着一部分患者的肠道功能将发生永久性的改变[2]。有多种危险因素会导致LARS的发生，其主要危险因素如下[3]。

### 20.1.1　肛门括约肌损伤

　　肛门括约肌由以下部分组成：由副交感神经系统通过骨盆副神经丛支配肛门内括约肌，负责收缩肛门；肛门外括约肌是自主（躯体）横纹肌的一部分，由阴部神经第一支和直肠下神经支配。

M. Morino · A. Nicotera (✉)
Department of Surgical Sciences, University of Turin, Turin, Italy
e-mail: mario.morino@unito.it; antonella.nicotera@gmail.com

© The Author(s) 2023
L. Docimo, L. Brusciano (eds.), Anal Incontinence, Updates in Surgery,
https://doi.org/10.1007/978-3-031-08392-1_20

内括约肌的神经和(或)结构改变会导致排气和大便失禁,而外括约肌的改变则会导致排便急迫,或无法保持肛门长时间自主收缩,从而导致气体和(或)粪便流失。导致内括约肌功能障碍的其中一个可能原因是切除术后静息状态下的平均肛门压力降低,而且这种降低并不会随着时间的推移而恢复[4],然而外括约肌的改变则会导致肛门收缩力的降低。

## 20.1.2　吻合类型和新直肠的构造

直肠是一个天然的粪便储存库,因此当直肠被切除后,就失去了这一功能。直肠前切除术后,由于残留直肠距离肛门的距离的不同,直肠残端具有不同的容量。与结肠直肠端端吻合术或结肠肛门端端吻合术相关的新储便器容量减少是导致便急和失禁的危险因素。因此,有几种新直肠构造的替代技术被引入,包括侧端吻合术[5]、J袋吻合术[6]或横结肠成形术[7]。Brown等于2005年发表在Cochrane杂志的一篇研究表明,与切除术后12个月内进行端端吻合术的患者相比,结肠J袋吻合术患者的排便次数较少,但这种差异在18个月后有缩小的趋势[8]。另一个重要因素是切除后新直肠顺应性的变化。顺应性降低可能与排便急迫、大便失禁(FI)和排便次数增加有关[9]。

## 20.1.3　新的直肠运动性

直肠切除术后肠蠕动活动会发生变化。Mochiki等[10]在2001年对接受直肠切除术的患者进行了一项研究,通过标准膳食诱导吻合口近端结肠的蠕动。他们发现与健康受试者相比,低位前切除术后结肠活动明显增加。2004年,Iizuka等[11]对60名接受直肠切除术的患者进行了肠蠕动评估,其中26名患者新的直肠中出现了短而不规则的蠕动波(即所谓的"痉挛波")。而且这些患者出现了便秘、排便急迫和排便频繁的症状。至于这些痉挛波出现的原因目前仍不清楚。

## 20.1.4　新辅助放疗/放化疗

辅助或新辅助放疗(nRT)是导致LARS的主要危险因素之一,它会导致传入神经丛功能减退,从而导致对机械和热刺激的敏感性降低。Hughes进行的一项研究发现,曾接受新辅助放化疗(nCRT)的患者发生重度LARS的可能性更高(P<0.001)[12]。Bondeven的研究发现,即使存在较多的直肠残端,nRT也是导致严重LARS的独立危险因素(OR:3.5;95% CI)[13]。文献中还有一些研究侧重于nRT的具体类型(短疗程、长疗程)。2005年Peeters和荷兰小组的研究表明,接受短程nRT后再行全直肠系膜切除术的患者比未接受放疗的患者更容易出现肠道功能障碍的晚期副作用[14]。2019年,Sun的研究表明,接受长程nRT治疗的患者LARS更严重,生活质量更差。此外,多因素分析证实,nRT、分流回肠造口术和吻合口高度是导致重度LARS的独立危险因素[15]。

## 20.1.5　全直肠系膜切除术和吻合高度

对于直肠癌需要行全直肠系膜切除（TME）的患者，直肠肿瘤距离肛门的高度及其术后吻合口距离肛门的高度会影响术后功能情况。直肠癌位于直肠中下部，因此吻合口靠近肛门边缘，被认为是导致LARS的主要危险因素之一。Battersby等的研究中，肿瘤位于肛门边缘6cm范围内是LARS的主要高危因素，而同时行相关的nRT，会增加LARS的风险[16]。Ekkarat和Bregendahl的研究也得出了类似的结果[17]。吻合口高度距肛缘<5cm，会增加LARS的风险。说明了与部分直肠系膜切除术（PME）相比，TME是发生重度LARS的独立危险因素（重度LARS调整后OR：2.31；95% CI 1.69 ~ 3.16）[18]。Bondeven利用磁共振成像评估了术后直肠残端长度与术后肠道功能之间的相关性：术后直肠残端长度<4cm的患者发生重度LARS的风险为46%，而>4cm的患者发生LARS的风险为10%（$P<0.0001$）[13]。

## 20.1.6　分流造口（回肠造口）

实施分流造口（主要是回肠造口）似乎可以降低吻合口漏的风险，但可能会造成排气和大便失禁，尤其当造口回纳延迟（>3 ~ 6个月）的情况下[19]。Hughes强调延迟行造口回纳术的患者LARS发生风险增加了3.7倍：造口回纳的中位时间为214d（范围为50 ~ 1194d），多因素分析表明6个月内关闭造口是一个保护因素（OR：0.2；$P<0.01$）。这可能与回肠造口术后骨盆底和肛门括约肌长期处于非活动状态有关[12]。最近发表的一篇关于回肠造口回纳时间对低位直肠切除术后患者肠道功能影响的系统综述和荟萃分析结果显示，回肠造口的存在及其回纳时间的延长似乎与肠道功能障碍发生率的增加有关。其发病机制并不明确，因为从细菌菌群的改变到肛门括约肌和盆底肌肉功能减退，各种假说不胜枚举[20]。

## 20.2　流行病学

有关LARS的流行病学数据仍然很不一致。在接受结直肠手术的患者中，有70%以上的患者会出现肠道功能改变，其中部分患者会真正发展为低位前切除综合征。Croese等在2018年发表了一篇荟萃分析，重点研究了11个系列研究中位随访时间为18个月或更长时间的LARS患病率。在17.8% ~ 56%很大范围内的患病率中，荟萃分析估计的患病率为41%（95% CI 34 ~ 48）（$P<0.001$）[3]。

## 20.3　诊断

有多种工具可用于肠道功能障碍的分类和LARS的诊断。一般可通过韦克斯纳评分（又称克利夫兰诊所失禁评分[21]）、洛克伍德大便失禁严重程度指数和圣马克大便失禁分级评分[22]来测量FI。纪念斯隆-凯特琳癌症中心肠道功能工具（MSKCC-BFI）[23]和LARS评分[24]是目前用于诊断LARS的特定问卷。

### 20.3.1　LARS评分

LARS评分体系由Emmertsen和Laurberg于2012年开发并发布。以往的临床研究使用尿失禁评分来评估肠道功能，但没有考虑其他症状，如里急后重、大便不成形和便秘。而这些症状，尤其是排气失禁和里急后重是最影响患者生活质量的症状。该研究对象包括2001—2007年期间所有在丹麦接受低位前路切除术的患者，最终获得了961例患者样本。问卷由5个问题组成，答案与分数相关联，分数总和即为最终得分。最终得分解释如下：0～20分无LARS，21～29分轻度LARS，30～42分重度LARS[24]。

2018年，Battersby等开发了一个名为POLARS（术前低位前切除综合征评分）的数学模型，以预测术后肠道功能，估算相应的LARS评分。该模型的参数包括：手术时的年龄、性别、nRT、肿瘤与肛缘的距离、TME或PME的实施情况、分流造口。该模型可以通过网上的列线图模型工具来呈现，很容易在临床得到实践应用，并能让患者充分了解术后病情的发展[25]。

## 20.4　治疗

迄今为止，LARS尚无特效疗法。治疗方法以经验和症状为基础，现有用来的治疗FI、便急和直肠排空障碍的疗法，如止泻药、肛门塞、生物反馈疗法、盆底康复、结肠灌洗或如骶神经刺激等微创手术[26]。LARS的治疗需连续，可结合多种方法进行联合治疗，对于最难治的病例，从微创治疗开始，直至最终行造口手术。

### 20.4.1　药物治疗

膳食疗法、益生菌、膨大剂、止泻药和类固醇药物可增强肛门括约肌的张力，改善排便功能，因此可被用于改善LARS症状。Itagaki等证实了IBS常用的血清素受体拮抗剂（5-HT3）对LARS患者具有疗效[27]。然而，药物治疗仅用于控制单一症状，在大多数情况下，FI对患者生活质量的影响是有限的，且缺乏相关文献证据支持[28]。

## 20.4.2　物理治疗

物理治疗包括生物反馈疗法、盆底肌肉康复训练（PFMT）和直肠球囊训练（RBT），旨在恢复肌肉张力、协调性和收缩时间。生物反馈疗法（BFT）是FI患者的一线治疗方法。生物反馈疗法包括对骨盆底肌肉进行肌电刺激，并将肌肉反应(收缩、放松)转化为视觉或听觉信号。Liang等的研究表明，对直肠癌术后LARS患者进行BFT治疗可明显改善大便失禁和排便次数，但在缓解便急症状方面尚未取得同样令人满意的效果[29]。PFMT是一种通过选择性自主收缩和放松来最大限度地提高盆底和肛门括约肌张力的技术。PFMT似乎可以改善LARS的一些症状，如FI和大便不成形[30]。最后，RBT是一种基于球囊扩张程度的逐渐变化的直肠敏感性训练系统。Bols等评估了RBT与PFMT结合使用的疗效，结果表明RBT对控制便急和肛门外括约肌功能均有益处[31]。

## 20.4.3　经肛门灌洗

经肛门灌洗（TAI）是一种针对排便改变患者的简单有效的治疗方法。它在技术上简单易学，可自行操作。将水灌入直肠导管，由充气球囊固定住导管，促进直肠排空。Rosen等在一项前瞻性研究中评估了TAI对LARS患者的疗效，结果显示TAI对排便次数和FI评分均有显著改善[32]。

## 20.4.4　神经调节

骶神经刺激法（SNS）和胫神经经皮刺激法是目前两种主要的神经调节方法，这两种方法都能改善对药物治疗无效的患者的FI。

SNS包括两个阶段：最初是为期3周的经皮刺激阶段，用于评估患者的反应；第二阶段是明确植入脉冲发生器，这只有在第一阶段实现每周FI发作减少50%以上时才会植入脉冲发生器[33]。

关于SNS如何发挥作用，目前仍存在争议。最初的假设是对肛门括约肌产生外周效应，增加静止时的压力和收缩时的压力。鉴于这种方法也会在肛门直肠外产生影响，因此最近的研究认为，SNS对骨盆或中枢传入神经丛起作用[34]。

经皮胫神经刺激术通过连接外部脉冲发生器的细针电极，对踝关节处的胫神经进行间接、低电压刺激，从而调节骶神经功能。这种方法是在胫后神经附近的内侧踝骨上插入一个小电极。黏性表面电极放置在足弓下方。这两个电极与神经刺激器相连，神经刺激器会产生电能。这种技术对尿失禁的疗效非常明确，但对FI的疗效则不太明确，文献中仅有相关系列的病例报道。与SNS一样，经皮刺激胫神经也是通过胫后神经逆行刺激骨盆神经发挥作用。

## 20.4.5 造口

如果所有保守疗法均告失败且出现难治性大便失禁，则最终应考虑造口，或在经过严格筛选的情况下进行肛门括约肌成形术。

# 参考文献

[1] Bryant CLC, Lunniss PJ, Knowles CH, et al. Anterior resection syndrome. Lancet Oncol. 2012;13(9):e403–408.

[2] Ho Y. Techniques for restoring bowel continuity and function after rectal cancer surgery. World J Gastroenterol. 2006;12(39):6252–6260.

[3] Croese AD, Loniea JM, Trollopeb AF, et al. A meta-analysis of the prevalence of low anterior resection syndrome and systematic review of risk factors. Int J Surg. 2018;56:234–241.

[4] Williamson ME, Lewis WG, Finan PJ, et al. Recovery of physiologic and clinical function after low anterior resection of the rectum for carcinoma: myth or reality? Dis Colon Rectum. 1995;38(4):411–418.

[5] Machado M, Nygren J, Golman S, Ljungqvist O. Similar outcome after colonic pouch and side-to-end anastomosis in low anterior resection for rectal cancer: a prospective randomized trial. Ann Surg. 2003;238(2):214–220.

[6] Parc R, Tiret E, Frileux P, et al. Resection and colo-anal anastomosis with colonic reservoir for rectal carcinoma. Br J Surg. 1986;73(2):139–141.

[7] Z'graggen K, Maurer CA, Buchler MW. Transverse coloplasty pouch. A novel neorectal reservoir. Dig Surg. 1999;16(5):363–366.

[8] Brown CJ, Fenech DS, McLeod RS. Reconstructive techniques after rectal resection for rectal cancer. Cochrane Database Syst Rev. 2008;2008(2):CD006040.https://doi.org/10.1002/14651858.cd006040.pub2.

[9] Gosselink MP, Zimmerman DD, West RL, et al. The effect of neo-rectal wall properties on functional outcome after colonic J-pouch-anal anastomosis. Int J Colorectal Dis. 2007;22(11):1353–1360.

[10] Mochiki E, Nakabayashi T, Suzuki H, et al. Barostat examination of proximal site of the anastomosis in patients with rectal cancer after low anterior resection. World J Surg. 2001;25(11):1377–1382.

[11] Iizuka I, Koda K, Seike K, et al. Defecatory malfunction caused by motility disorder of the neorectum after anterior resection for rectal cancer. Am J Surg. 2004;188(2):176–180.

[12] Hughes DL, Cornish J, Morris C. Functional outcome following rectal surgery—predisposing factors for low anterior resection syndrome. Int J Colorectal Dis. 2017;32(5):691–697.

[13] Bondeven P, Emmertsen KJ, Laurberg S, Pedersen BG. Neoadjuvant therapy abolishes the functional benefts of a larger rectal remnant, as measured by magnetic resonance imaging after restorative rectal cancer surgery. Eur J Surg Oncol. 2015;41(11):1493–1499.

[14] Peeters KCMJ, van de Velde CJH, Leer JWH, et al. Late side effects of short-course preoperative radiotherapy combined with total mesorectal excision for rectal cancer: increased bowel dysfunction in irradiated patients—a Dutch colorectal cancer group study. J Clin Oncol. 2005;23(25):6199–6206.

[15] Sun W, Dou R, Chen J, et al. Impact of long-course neoadjuvant radiation on postoperative low anterior resection syndrome and quality of life in rectal cancer: post hoc analysis of a randomized controlled trial. Ann Surg Oncol. 2019;26(3):746–755.

[16] Battersby NJ, Juul T, Christensen P, et al. Predicting the risk of bowel-related quality-of-life impairment after restorative resec-

tion for rectal cancer: a multicenter cross-sectional study. Dis Colon Rectum. 2016;59(4):270–280.

[17] Ekkarat P, Boonpipattanapong T, Tantiphlachiva K, Sangkhathat S. Factors determining low anterior resection syndrome after rectal cancer resection: a study in Thai patients. Asian J Surg. 2016;39(4):225–231.

[18] Bregendahl S, Emmertsen KJ, Lous J, Laurberg S. Bowel dysfunction after low anterior resection with and without neoadjuvant therapy for rectal cancer: a population-based crosssectional study. Colorectal Dis. 2013;15(9):1130–1139.

[19] Gadan S, Floodeen H, Lindgren R, Matthiessen P. Does a defunctioning stoma impair anorectal function after low anterior resection of the rectum for cancer? A 12-year follow-up of a randomized multicenter trial. Dis Colon Rectum. 2017;60(8):800–806.

[20] Vogel I, Reeves N, Tanis PJ, et al. Impact of a defunctioning ileostomy and time to stoma closure on bowel function after low anterior resection for rectal cancer: a systematic review and meta-analysis. Tech Coloproctol. 2021;25(7):751–760.

[21] Jorge JM, Wexner SD. Etiology and management of fecal incontinence. Dis Colon Rectum. 1993;36(1):77–97.

[22] Vaizey CJ, Carapeti E, Cahill JA, et al. Prospective comparison of faecal incontinence grading systems. Gut. 1999;44(1):77–80.

[23] Temple LK, Bacik J, Savatta SG, et al. The development of a validated instrument to evaluate bowel function after sphincter-preserving surgery for rectal cancer. Dis Colon Rectum. 2005;48(7):1353–1365.

[24] Emmertsen KJ, Laurberg S. Low anterior resection syndrome score: development and validation of a symptom-based scoring system for bowel dysfunction after low anterior resection for rectal cancer. Ann Surg. 2012;255(5):922–928.

[25] Battersby NJ, Bouliotis G, Emmertsen KJ, et al. Development and external validation of a nomogram and online tool to predict bowel dysfunction following restorative rectal cancer resection: the POLARS score. Gut. 2018;67(4):688–696.

[26] Dulskas A, Smolskas E, Kildusiene I, Samalavicius NE. Treatment possibilities for low anterior resection syndrome: a review of the literature. Int J Colorectal Dis. 2018;33(3):251–260.

[27] Itagaki R, Koda K, Yamazaki M, et al. Serotonin (5-HT3) receptor antagonists for the reduction of symptoms of low anterior resection syndrome. Clin Exp Gastroenterol. 2014;7:47–52.

[28] Martellucci J. Low anterior resection syndrome: a treatment algorithm. Dis Colon Rectum. 2016;59(1):79–82.

[29] Liang Z, Ding W, Chen W, et al. Therapeutic evaluation of biofeedback therapy in the treatment of anterior resection syndrome after sphincter-saving surgery for rectal cancer. Clin Colorectal Cancer. 2016;15(3):e101–107.

[30] Visser WS, Te Riele WW, Boerma D, et al. Pelvic foor rehabilitation to improve functional outcome after a low anterior resection: a systematic review. Ann Coloproctol. 2014;30(3):109–114.

[31] Bols E, Berghmans B, de Bie R, et al. Rectal balloon training as add-on therapy to pelvic foor muscle training in adults with fecal incontinence: a randomized controlled trial. Neurourol Urodyn. 2012;31(1):132–138.

[32] Rosen H, Robert-Yap J, Tentschert G, et al. Transanal irrigation improves quality of life in patients with low anterior resection syndrome. Colorectal Dis. 2011;13(10):e335–338.

[33] Mege D, Meurette G, Vitton V, et al. Sacral nerve stimulation can alleviate symptoms of bowel dysfunction after colorectal resections. Colorectal Dis. 2017;19(8):756–763.

[34] Carrington EV, Evers J, Grossi U, et al. A systematic review of sacral nerve stimulation mechanisms in the treatment of fecal incontinence and constipation. Neurogastroenterol Motil. 2014;26(9):1222–1237.

（俞甲子　译）

# 第二十一章

# 失禁相关性皮炎：一种隐匿而痛苦的病症

**21**

Graziella Babino and Giuseppe Argenziano

## 21.1 导言

　　失禁相关性皮炎（IAD）是一种常见又痛苦，却被人们认识不足的皮肤病，其由于皮肤长期暴露在尿液或粪便或二者中受到侵蚀而造成[1]。IAD患者会感到患处（臀部、会阴和臀沟）相当不适，表现为疼痛、灼热和瘙痒症状[1-3]。IAD可导致患者丧失自理能力、抑郁、睡眠障碍以及大小便失禁情况恶化[4-7]。它被认为是潮湿相关性皮肤损伤（MASD）的4种临床表现之一。潮湿相关性皮肤损伤的定义是"因长期暴露于各种湿气来源（包括尿液或粪便、汗液、伤口渗出物、黏液或唾液）而引起的皮肤炎症和侵蚀"[2]。其他形式的MASD包括褶皱处皮炎、伤口周围潮湿相关性皮炎和瘘管周围潮湿相关性皮炎。确定IAD的正确病因并将其与其他皮肤病区分开来，对于指导预防和治疗至关重要[1,3,7]。

G. Babino · G. Argenziano (✉)
Dermatology Unit, University of Campania Luigi Vanvitelli, Naples, Italy
e-mail: graziella.babino@hotmail.it; giuseppe.argenziano@unicampania.it

© The Author(s) 2023
L. Docimo, L. Brusciano (eds.), Anal Incontinence, Updates in Surgery,
https://doi.org/10.1007/978-3-031-08392-1_21

## 21.2　流行病学

IAD是一种被普遍忽视的健康状况。根据研究环境和人群的不同，患病率在5.2% ~ 46%。对一个多站点数据库进行的流行病学分析显示，IAD的总体患病率为21.3%，在失禁患者中的患病率为45.7%[3]。

一项针对澳大利亚某医院的376名患者（平均年龄为62岁）的研究显示，10%的老年患者存在IAD[8]。然而，在一项多中心调查中，美国和加拿大的51 045名住院患者（平均年龄为65岁）中有4.1%的老年患者存在这种疾病[9]。

长期护理机构中的患者得IAD的风险更大，因为他们年龄更大，更有可能大小便失禁[10-11]。一项针对德国长期护理机构的研究发现，5.2%的患者得IAD，而大小便失禁人群里的IAD患病率为21%[12]。在一项针对长期在美国的护理机构中患者的研究中，IAD的总体患病率为5.7%，失禁人群的患病率未见报道[111]。在比利时一家长期护理机构进行的一项干预研究显示，对照组和实验组中长期大小便失禁（尿失禁、大便失禁或双重失禁）者的基础IAD患病率分别为22.8%和22.3%[13]。

最近对美国和加拿大多种护理机构进行的一项回顾性分析显示，IAD在所有患者中的患病率为4.3%，而失禁人群中患病率为18%。在大小便失禁患者中，IAD发病率从长期护理机构的8.4%到急症护理机构的19%不等。失禁率较高的机构并不一定有较高的IAD患病率。按失禁类型划分的IAD患病率从尿失禁患者的12%到使用粪便管理系统患者的26%不等[9]。

据估计，婴儿IAD（以前称为"尿布皮炎"）的发病率为7% ~ 35%，高峰期出现在9 ~ 12个月的婴儿身上[14]。在Heimall等[15]的报告显示，急症护理环境中的发病率为24%，而Noonan等[16]的报告显示发病率为17%。

IAD的发病率不同归因于缺少一个国际上都认可的方法和定义上的困难。考虑到大多数研究都是在针对老年人的长期护理环境中开展的，因此患病率的广泛范围表明，根据分析研究中是否包括失禁患者、所包括的失禁类型以及所研究的护理环境类型，结果也会有很大的差异。

## 21.3　病理生理学

IAD的病理生理学与皮肤屏障反复受到化学和物理刺激、引发炎症和随后的皮肤损伤有关。反复接触尿液和（或）粪便会导致皮肤pH发生变化，从正常的酸性（pH4 ~ 6）变为碱性（pH>7）。使用碱性肥皂也会增加皮肤的pH。一旦皮肤的pH升高到碱性范围，皮肤脂质就会发生改变，皮肤容易受到损伤。这是因为碱性神经酰胺酶等酶的活性在碱性pH环境下会增强[17-18]。在老年人的皮肤中发现了活性更高的碱性神经酰胺酶，这也许可以解释为什么老年人的皮肤更容易受到失禁的伤害[17-19]。

婴儿的皮肤在出生时尚未成熟，因为表皮屏障是在第三孕期形成的，并在成熟期增强。因此，婴儿表皮失水的风险较高，对局部药物的吸收增加，对化学和机械损伤的易感性增加[20-21]。

## 21.4　危险因素

易患IAD的因素包括行动不便、肥胖、疾病、营养障碍、认知能力下降、免疫抑制以及任何适当个人卫生行为上存在的障碍。基本上，所有尿失禁和（或）大便失禁患者都有患IAD的风险[22]。有趣的是，虽然随着年龄的增长，这些危险因素中的许多因素会变得更加常见，但年龄本身似乎并不是IAD的独立危险因素。一些学者认为年龄因素对这类病变的发生非常重要，并强调随着年龄的增长，风险也会成正比地增加，因为寿命每增加1岁，IAD的风险就会增加3%。事实上，老龄化过程导致并发症的出现并导致住院治疗、尿布的使用、潮湿、不活动和感染性病原体等因素也容易导致皮肤病变的发生，如IAD[23-24]。

## 21.5　临床表现

通常情况下，IAD表现为一种刺激性皮炎，皮肤表面发炎，以红斑为特征，极端情况下还会肿胀和形成水疱（图21.1和图21.2）[4]。红斑是由皮肤血管扩张引起的，被认为是IAD的主要临床表现[25]。皮损大多发生在皮肤暴露于尿液或粪便的部位，一般影响女性的阴唇和男性的阴囊，以及两性的大腿内侧和臀部[26]。由于IAD的炎症性质，患处通常伴有不适、烧灼感、刺痛、瘙痒和其他疼痛，因此对患者的整体生活质量有很大影响[5]。

图 21.1 失禁相关性皮炎：与
念珠菌感染相关的急性炎症期，
位于肛周、臀部和骶骨区域

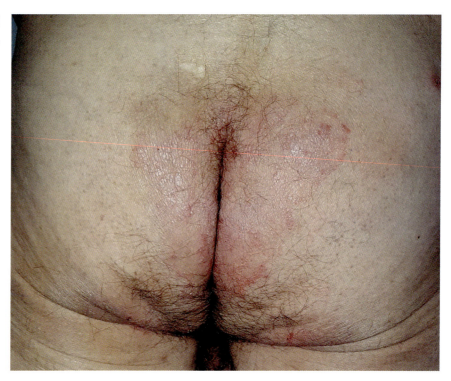

图 21.2 臀部的失禁相关性皮
炎以多个红斑性皮损为特征

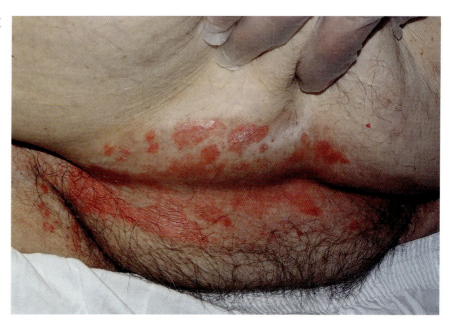

如果不及时治疗，皮损会迅速导致皮肤剥脱和破损，随后可能受到皮肤菌群的感染。如果创面出现脓性渗出物和（或）绿色外观，则可能是铜绿假单胞菌感染[27]。另一方面，开放性病灶周围的白色脓疱（所谓的"卫星病灶"或"海岸前的岛屿"）表明可能存在白假丝酵母菌感染[28]。

## 21.6　鉴别诊断

IAD很难诊断，也很难与其他皮肤病区分开来，常常被误认为是压疮[3-4]。然而，由于失禁患者发生压疮的风险通常会增加，因此很难将两者区分开来[29-30]。压疮通常位于骨突出部位，或软组织受到导尿管或鼻插胃管等硬器压迫的部位。而IAD则位于肛门凹陷处、肛周和腹股沟。骶骨部位的IAD很难与浅表压疮区分开来。大多数压疮的形状都很清晰（圆形或椭圆形），如果是由外部设备造成的，则可能是矩形或线形。而IAD病变则较为弥漫，轮廓不明显。IAD的一个典型现象是臀部两侧出现对称的"吻痕"。压疮可能会出现组织黑色坏死，但在IAD中并不常见。两种诊断均可观察到黄色痂皮。压疮可由浅至深，而IAD则往往是浅表性的[31]。

此外，鉴别诊断还包括许多皮肤病。倒刺性银屑病和生殖器部位的脂溢性皮炎与IAD的临床表现相似。此外，当瘙痒是一个突出症状时，可能有必要在鉴别诊断中考虑过敏性接触性皮炎。如果IAD伴有水疱和鼓包或皮肤缺损，则应考虑肠病性大疱性皮炎和自身免疫性大疱性皮肤病，如大疱性类天疱疮。

## 21.7　管理：预防和治疗

预防皮损是治疗IAD的首要目标，应采取多种循证策略来保持皮肤的完整性。特别是，任何有大、小便失禁问题的患者都有患IAD的风险。因此，适当选择密闭装置类型、皮肤清洁技术和局部隔离产品有助于避免IAD的发生并帮助愈合[1, 32, 33]。

### 21.7.1　吸收装置：纸尿裤的选择

专家意见和研究证据都支持使用含有高吸水性聚合物的尿布来预防和控制IAD[16、34、35]。高吸水性聚合物有助于快速吸收和控制液体，从而减少皮肤湿润和刺激性皮肤接触。此外，一些一次性纸尿裤的透气外衬可促进水汽交换，使吸收产品和皮肤之间的微环境保持干燥，从而最大限度地减少皮肤细胞的过度水化[34]。研究还发现，使用浸渍了皮肤保护剂的纸尿裤也能减轻IAD的严重程度，不过这种纸尿裤的成本可能会限制其使用[36]。

### 21.7.2　皮肤清洁技术

使用一次性湿巾清洁尿布相接触的皮肤是有争议的。湿巾中的防腐剂可能会刺激皮肤，但一些生产商已经尝试尽量减少防腐剂及添加剂应用的种类和数量[37]。在婴儿群体中，一次性湿巾与水湿毛巾一样能够保持皮肤的完整性。使用水湿毛巾或棉制品需要更用力地擦洗以去除污染物，因为仅用水似乎不足以去除脂溶性污物[38]。相反，大多数一次性湿巾含有脂溶性溶剂，可以帮助清除污物[36]。柔软、无纺布、无异味、不含酒精、酸碱平衡的湿巾是首选。

不过，对于成年人，强烈建议使用免洗洁肤液来代替肥皂水或清水[1]。免洗清洁剂的优点是干燥快，可避免皮肤干燥过程中不必要的摩擦，通常是pH中性，比只用水更有效地清除污染物。

### 21.7.3 护肤产品

外用或免洗护肤品可最大限度地减少皮肤与化学刺激物、尿液和粪便的接触，帮助维护和恢复皮肤屏障[1-25]。许多医生评估了外用皮肤护理产品在预防和治疗IAD方面的功效，但没有得出推荐最有效产品的结论。专家和指南建议在清洁会阴部后使用含有氧化锌、凡士林和二甲基硅氧烷等活性成分的皮肤保护剂，以保护高危患者免受IAD的伤害[15]。由于IAD的发生是由潜在的炎症过程驱动的，因此使用含有抗炎特性的产品也很受欢迎。由于氢化可的松等外用类固醇产品对IAD等各种皮肤病具有抗炎作用，因此经常被用于治疗IAD[39]。临床指南中一直提倡使用厚层的皮肤保护剂，并告诫护理人员不要在每次换尿布时完全去除免洗护肤品。

### 21.7.4 结构化护肤程序

此外，结构化皮肤护理方案的益处以及护理人员教育在预防和管理IAD方面的重要性也被讨论。多项临床指南推荐采用结构化的皮肤护理方案，包括适当的评估、清洁和保护[1-7]。由于大多数IAD病例发生在社区，其中一半以上是在没有医疗保健专业人员建议的情况下进行的，因此向护理人员提供IAD预防和管理教育将有利于减少IAD的发生。

Beeckman等[1]提出了CPR（代表清洁、保护、恢复）这一缩写词，作为支持IAD预防和管理最佳实践的备忘录，提醒医疗专业人员或护理人员清洁、保护和修复皮肤。IAD处理的重点是清除患者皮肤上的尿液和（或）粪便。一旦清除干净，就需要对患者皮肤上的损伤进行修复，然后加以保护，避免再次接触。具体做法是在每次更换失禁垫单或如厕后执行以下例行流程[40]。

## 21.8 结论

IAD仍然是一个重要的实践问题，多达一半的尿失禁或大便失禁患者都会受到影响。文献中有关于IAD的信息和指南，但在日常实践中采用这些信息和指南仍是一项挑战。成功预防和管理的关键因素是对患者执行仔细的评估、良好的失禁护理和明确的循证护肤方案。

# 参考文献

[1] Beeckman D, Campbell J, Campbell K, et al. Incontinence-associated dermatitis: moving pre- vention forward. In: Proceedings from the global IAD expert panel. Wounds International, 2015. https://www.woundsinternational.com/resources/details/incontinence-associated- dermatitis-moving-prevention-forward. Accessed 30 Nov 2021.

[2] Gray M, Black JM, Baharestani MM, et al. Moisture-associated skin damage: overview and pathophysiology. J Wound Ostomy Cont Nurs. 2011;38(3):233–241.

[3] Gray M, Giuliano KK. Incontinence-associated dermatitis, characteristics and relation- ship to pressure injury: a multisite epidemiologic analysis. J Wound Ostomy Cont Nurs. 2018;45(1):63–67.

[4] Beeckman D, Van Lancker A, Van Hecke A, Verhaeghe S. A systematic review and meta- analysis of incontinence-associated dermatitis, incontinence, and moisture as risk factors for pressure ulcer development. Res Nurs Health. 2014;37(3):204–218.

[5] Minassian VA, Devore E, Hagan K, Grodstein F. Severity of urinary incontinence and effect on quality of life in women by incontinence type. Obstet Gynecol. 2013;121(5):1083–1090.

[6] Bartlett L, Nowak M, Ho YH. Impact of fecal incontinence on quality of life. World J Gastroenterol. 2009;15(26):3276–3282.

[7] Doughty D, Junkin J, Kurz P, et al. Incontinence-associated dermatitis: consensus statements, evidence-based guidelines for prevention and treatment, and current challenges. J Wound Ostomy Cont Nurs. 2012;39(3):303–317.

[8] Campbell JL, Coyer FM, Osborne SR. Incontinence-associated dermatitis: a cross-sectional prevalence study in the Australian acute care hospital setting. Int Wound J. 2014;13(3):403–411.

[9] Kayser SA, Phipps L, VanGilder CA, Lachenbruch C. Examining prevalence and risk factors of incontinence-associated derma- titis using the international pressure ulcer prevalence survey. J Wound Ostomy Continence Nurs. 2019;46(4):285–290.

[10] Gray M. Optimal management of incontinence-associated dermatitis in the elderly. Am J Clin Dermatol. 2010;11(3):201–210.

[11] Bliss DZ, Savik K, Harms S, et al. Prevalence and correlates of perineal dermatitis in nursing home residents. Nurs Res. 2006;55(4):243–251.

[12] Boronat-Garrido X, Kottner J, Schmitz G, Lahmann N. Incontinence-associated dermatitis in nursing homes: prevalence, se- verity, and risk factors in residents with urinary and/or fecal incontinence. J Wound Ostomy Continence Nurs. 2016;43(6):630– 635.

[13] .Beeckman D, Verhaeghe S, Defloor T, et al. A 3-in-1 perineal care washcloth impregnated with dimethicone 3% versus water and pH neutral soap to prevent and treat incontinence- associated dermatitis: a randomized, controlled clinical trial. J Wound Ostomy Continence Nurs. 2011;38(6):627–634.

[14] Ward DB, Fleischer AB Jr, Feldman SR, Krowchuk DP. Characterization of diaper dermatitis in the United States. Arch Pediatr Adolesc Med. 2000;154(9):943–946.

[15] Heimall LM, Storey B, Stellar JJ, Davis KF. Beginning at the bottom: evidence-based care of diaper dermatitis. MCN Am J Matern Child Nurs. 2012;37(1):10–16.

[16] Noonan C, Quigley S, Curley MAQ. Skin integrity in hospitalized infants and children: a prevalence survey. J Pediatr Nurs. 2006;21(6):445–453.

[17] Bender JK, Faergemann J, Sköld M. Skin health connected to the use of absorbent hygiene products: a review. Dermatol Ther (Heidelb). 2017;7(3):319–330.

[18] Matousek JL, Campbell KL. A comparative review of cutaneous pH. Vet Dermatol. 2002;13:292–300.

[19] Rippke FVS, Schwanitz HJ. The acidic milieu of the horny layer. New findings on the physiol- ogy of skin pH. Am J Clin Dermatol. 2002;3(4):261–272.

[20] Oranges T, Dini V, Romanelli M. Skin physiology of the neonate and infant: clinical implica- tions. Adv Wound Care. 2015;4(10):587–595.

[21] Lund C. Medical adhesives in the NICU. Newborn Infant Rev. 2014;14(4):160–165.

[22] Kottner J, Blume-Peytavi U, Lohrmann C, Halfens R. Associations between individual char- acteristics and incontinence-associated dermatitis: a secondary data analysis of a multi-centre prevalence study. Int J Nurs Stud. 2014;51(10):1373–1380.

[23] Gray M, Giuliano KK. Incontinence-associated dermatitis, characteristics and relationship to pressure injury: a multisite epidemiologic analysis. J Wound Ostomy Continence Nurs. 2018;45(1):63–67.

[24] Chianca TCM, Goncales PC, Salgado PO, et al. Incontinence-associated dermatitis: a cohort study in critically ill patients. Rev Gaucha Enferm. 2016;37:1–8.

[25] Gray M, Beeckman D, Bliss DZ, et al. Incontinence-associated dermatitis: a comprehensive review and update. J Wound Ostomy Continence Nurs. 2012;39(1):61–74.

[26] Borchert K, Bliss DZ, Savik K, Radosevich DM. The incontinence-associated dermatitis and its severity instrument: development and validation. J Wound Ostomy Continence Nurs. 2010;37(5):527–535.

[27] Park HS, Pham C, Paul E, et al. Early pathogenic colonisers of acute burn wounds: a retrospec- tive review. Burns. 2017;43(8):1757–1765.

[28] Campbell JL, Coyer FM, Mudge AM, et al. Candida albicans colonization, continence sta- tus and incontinence-associated dermatitis in the acute care setting: a pilot study. Int Wound J. 2017;14(3):488–495.

[29] Mahoney M, Rozenboom B, Doughty D. Challenges in classification of gluteal cleft and buttocks wounds: consensus session reports. J Wound Ostomy Continence Nurs. 2013;40(3):239–245.

[30] Barakat-Johnson M, Barnett C, Lai M, et al. Incontinence, incontinence-associated dermatitis, and pressure injuries in a health district in Australia: a mixed-methods study. J Wound Ostomy Cont Nurs. 2018;45(4):349–355.

[31] Defloor T, Schoonhoven L, Fletcher J, et al. Statement of the European pressure ulcer advi- sory panel—pressure ulcer classification: differentiation between pressure ulcers and moisture lesions. J Wound Ostomy Cont Nurs. 2005;32(5):302–306.

[32] Blume-Peytavi U, Hauser M, Lünnemann L, et al. Prevention of diaper dermatitis in infants: a literature review. Pediatr Dermatol. 2014;31(4):413–429.

[33] Beeckman D, Schoonhoven L, Verhaeghe S, et al. Prevention and treatment of incontinence- associated dermatitis: literature review. J Adv Nurs. 2009;65(6):1141–1154.

[34] Odio M, Thaman L. Diapering, diaper technology, and diaper area skin health. Pediatr Dermatol. 2014;31(Suppl 1):9–14.

[35] Clark-Greuel JN, Helmes CT, Lawrence A, et al. Setting the record straight on diaper rash and disposable diapers. Clin Pediatr. 2014;53(9 suppl):23S–26S.

[36] Visscher MO. Recent advances in diaper dermatitis: etiology and treatment. Pediatr Health. 2009;3(1):81–98.

[37] Atherton DJ. A review of the pathophysiology, prevention and treatment of irritant diaper dermatitis. Curr Med Res Opin. 2004;20(5):645–649.

[38] Austin AP, Milligan MC, Pennington K, Tweito DH. A survey of factors associated with diaper dermatitis in thirty-six pediatric practices. J Pediatr Health Care. 1988;2(6):295–299.

[39] Nnoruka EN, Daramola OOM, Ike SO. Misuse and abuse of topical steroids: implications. Expert Rev Dermatol. 2007;2(1):31–40.

[40] Bardsley A. Prevention and management of incontinence-associated dermatitis. Nurs Stand. 2013;27(44):41–46.

（沈雷斌　译）

# 第二十二章

# 会阴下降和肛门失禁

# 22

Adolfo Renzi, Antonio Brillantino

## 22.1 导言

会阴下降综合征是一系列临床综合征，其特征是在用力甚至是在静息时出现盆底肌过度松弛。

对这种综合征的认识和定义是最近才出现的。1962年，Porter首次描述了会阴部在用力憋劲时出现膨出的现象[1]。1966年，Parks首次将会阴部下降作为一个专门的病理学概念。他们将"会阴下降综合征"作为一个描述性定义，因为会阴下降既是一种客观表现，也是引起临床症状的原因[2-3]。

该综合征可能与盆腔器官脱垂、直肠肠套叠、会阴疝、单发直肠溃疡综合征和阴部神经病变有关，根据疾病的不同阶段，会出现从排便受阻到肛门失禁等各种体征和症状。据估计，75% ~ 84%的便秘患者和至少75%的失禁患者存在会阴下降，尤其在女性和老年患者中的发病率更高[4-7]。

A. Renzi (✉)
Department of General Surgery, Buon Consiglio Fatebenefratelli Hospital, Naples, Italy
e-mail: adolfo.renzi@gmail.com

A. Brillantino
Department of General Surgery, Cardarelli Hospital, Naples, Italy
e-mail: antonio.brillantino@gmail.com

© The Author(s) 2023
L. Docimo, L. Brusciano (eds.), Anal Incontinence, Updates in Surgery,
https://doi.org/10.1007/978-3-031-08392-1_22

## 22.2　定义和诊断

　　虽然会阴下降可以在侧卧位或截石位体检时观察到，也可以在门诊中通过POP-Q系统和圣马克会阴测量仪进行测量[8]，但更精确的测量也是最广为接受的方法，是基于排粪造影的静止期和用力期测量[5]（图22.1）。

　　在影像学上，会阴下降是沿着从耻骨尾骨线(相当于肛提肌平面)到肛门直肠角的垂直线测量的(图22.2)。静息时肛门直肠角从肛提肌平面下降超过3cm和用力时肛门直肠角从静息位置下降超过3cm通常被认为是病理性改变，分别代表"固定"和"动态"会阴下降时的定义[9-13]。

　　另外，动态磁共振成像是检测会阴下降的绝佳工具，可同时描述盆底的复杂解剖结构，准确识别支撑要素、有无脱垂和盆腔器官的功能异常。此外，与图22.1相比，在侧卧位进行体检时观察到会阴下降，它在理论上的劣势似乎并不会严重影响对动态下降会阴的识别[12-13]（图22.3）。

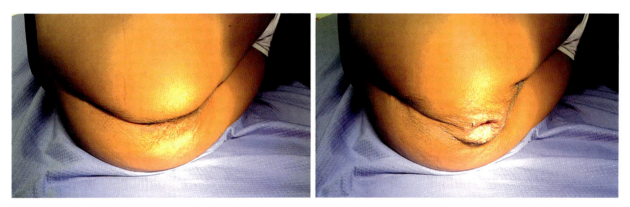

**图 22.1**　在侧卧进行体格检查时观察到会阴下降。在静息时（左侧）和用力时（右侧）

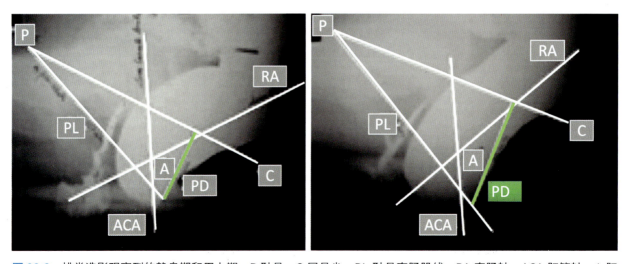

**图 22.2**　排粪造影观察到的静息期和用力期。P 耻骨，C 尾骨尖，PL 耻骨直肠肌线，RA 直肠轴，ACA 肛管轴，A 肛门直肠角，PD 会阴下垂

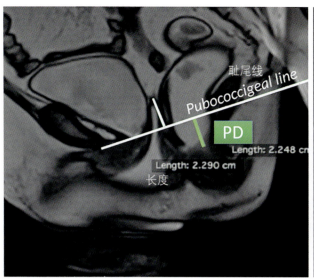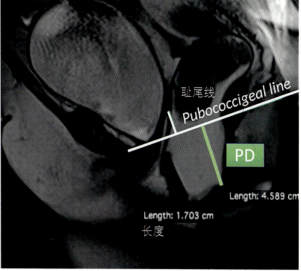

图 22.3　动态磁共振成像观察到的静息和应变阶段。静息时（左）和下蹲时（右）PD 会阴下降

## 22.3　病理生理学

正如 Parks[2] 首次描述的那样，人们认为会阴下降贯穿便秘恶化全过程，从过度用力开始，经过盆底肌无力，导致直肠解剖异常加重、会阴部膨胀。特别是，引发恶性循环可能是由于尚不清楚的原因导致的直肠排空困难，其可能与排便障碍或直肠解剖异常 [如肠套叠和（或）直肠畸形] 有关[14]。由于排便障碍，可能会出现长期、过度和反复用力的情况，随着时间的推移，导致盆底肌肉组织薄弱和会阴部下垂[1]。

总的来说，会阴部下降的危险因素似乎与女性、妊娠、阴道分娩、年龄、直肠膨出程度和直肠肠套叠有关[4]。

造成会阴下降的骨盆解剖结构有多种，其中包括肛提肌（在泌尿生殖器裂孔处往往会拉伸和减弱，并呈现碗状结构）[15]、复杂的骨盆器官韧带网络（往往会过度拉伸和减弱）[16] 和会阴膜的肌肉纤维[17]。

在正常人中，限制会阴过度下降的一个重要作用似乎是会阴浅横肌和会阴深横肌的功能活动。电生理学研究表明，这些肌肉与肛提肌不同，它们在排便时收缩，支撑着会阴的下垂。如果过度和反复用力，可能会导致会阴肌肉无力、半脱位和下垂，造成会阴疝[18-19]。此外，正如解剖学研究所证明的那样[17]，在尾部受力增加的情况下，这些肌肉纤维会变得紧绷，从而阻止会阴部进一步移位。以同样的方式在尸体上横断这些肌纤维会使直肠暴露在外，使直肠远端向下脱垂。

总之，如果存在危险因素，特别是先天性的及长期反复的排便障碍，会导致会阴过度下降。在早期阶段，会阴会出现移动（动态），此时正常位置的盆底会在用力时下降超过在静止时 3cm，而在排便后又会恢复到正常位置。而在晚期阶段，会阴就会变得固定，在静止时就已下降超过3cm。

恶性循环的最后一步是表现为排便受阻和会阴下降引起的最初直肠改变。便秘和会阴下降之间的相互作用可能是通过排便时腹部用力来维持的。众所周知，在耻骨直肠肌/外括约肌放松的同时，腹部用力会导致腹内压增加，从而最终获得满意的直肠排空。特别是，在这一动作中，膈肌下压进入腹腔，腹肌收缩，在会阴没有过度下降的患者中，腹腔容积减少。根据拉普拉斯定律，这有助于提高排便所需的腹压。对于会阴下降有病理现象的患者，用力可能会导致下腹腔的形状发生变化，但却不会减少腹腔容积。因此，在这种情况下，无法获得预期的腹内压和直肠内压的增加。

在该疾病的后期，主要是由于盆底解剖结构的失调导致会阴明显下降。会阴下降往往与解剖结构和功能改变有关，容易导致大便失禁。例如，盆腔器官高度脱垂，特别是直肠脱垂；肛直角增大，肛提肌张力降低；肛门静息压力、最大自主收缩的幅度和持续时间降低；肛门外括约肌变薄[20]（图22.4）。这些改变的叠加，以及括约肌缺陷和高龄，可能会导致长期排便障碍和会阴过度下降的患者出现大便失禁。

根据这种多因素致病机理，这类患者的肛门失禁临床形式可能多种多样，其中包括约56%的急迫性失禁，约20%的患者会出现被动性失禁，约16%的患者会出现混合性失禁，约有4%的患者会出现大便失禁[20]。会阴下降存在一个理论上的后遗症就是阴部神经病变，因为长期用力可能与神经卡压和（或）拉伸有关，导致神经长度增加高达20%，足以引起神经病变[4]。盆底下降继发的阴部神经损伤可导致括约肌失神经支配，从而会导致肛门失禁的发生[5]。

然而，尽管有这些合理的考虑因素，但由于阴部神经运动潜伏期值增加与会阴下降增加之间的关系存在相互矛盾的结果，导致肛门失禁的阴部神经劳损理论受到了强烈质疑[21-22]。

## 22.4 治疗原则

根据DeLancey的理论[16-17]，治疗应根据疾病的阶段、主要症状、盆腔器官脱垂的并发症，以及在后一种情况下，主要是哪些盆腔支撑结构失效。

在该综合征的第一阶段，主张采取保守措施（高纤维饮食、泻药、栓剂、灌肠），并配合生物反馈和运动疗法。对于药物治疗无效的患者，手术可能是进一步治疗的选择。

手术治疗的目的应该是纠正整个盆底的改变，包括直肠和生殖器脱垂（与Ⅰ级和Ⅱ级支撑力不足有关）和会阴下降（与Ⅲ级支撑力不足有关）。

矫正盆腔器官脱垂的手术方案可分为悬吊术（如盆腔器官脱垂悬吊术、Dubuisson、腹侧直肠固定术、结肠固定术）、切除术（如经肛门直肠切除术、Delorme、Altemeier）或混合手术。

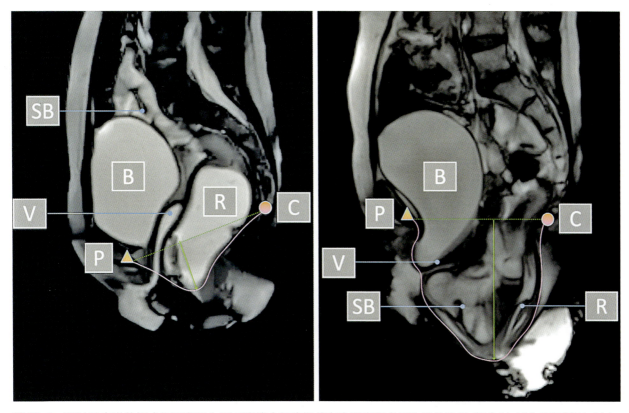

图 22.4　通过动态磁共振成像观察到会阴下降综合征晚期伴有多器官和多层次骨盆脱垂，静息时（左）和下蹲时（右）。SB：小肠，B：膀胱，V：阴道，R：直肠，P：耻骨，C：尾骨

　　用于矫正会阴下垂的手术技术非常有限，主要包括肛提肌成形术、肛提肌板成形术和横向会阴下垂矫正术[23]。最后一种方法是将网状植入物置于会阴浅筋膜正上方，与耻骨两支的骨膜缝合，其原理是模仿会阴浅横肌的作用，目的是为盆底提供支撑。关于疗效，已报告的初步、短期疗效良好[23]，不过还需要其他样本量更大、随访时间更长的研究来证实这些数据（图22.5）。

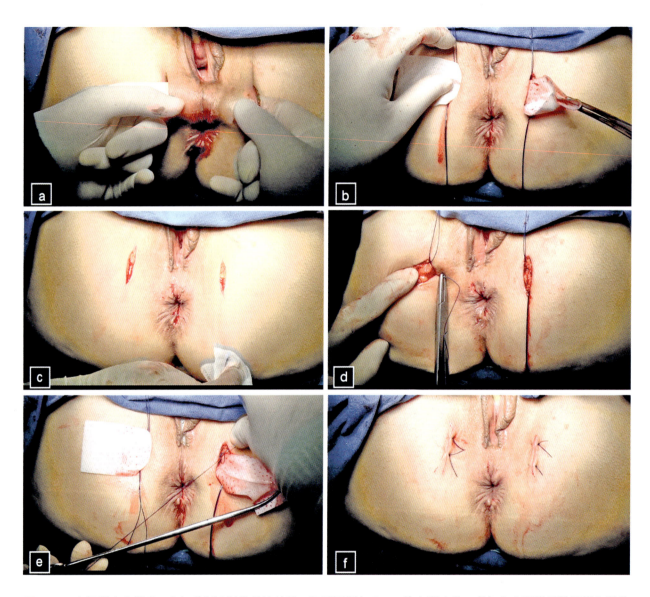

图 22.5 会阴横向支撑术。（a）手指识别坐骨结节后，切开两侧各 2 cm 的上覆皮肤。（b）在会阴横肌浅层插入处的耻骨升支骨膜上，用不可吸收材料缝合两针，间距 1 cm。（c）从会阴浅筋膜向上钝性剥离脂肪组织，在耻骨两支之间创建隧道，并将镊子穿过隧道。（d）将猪真皮假体（Permacol-Medtronic；尺寸 = 4cm×18cm）植入会阴浅筋膜上方，假体先前在中间 1/3 处变细。（e）将假体与骨膜缝合，并修剪多余部分。（f）最后缝合皮肤切口

# 参考资料

[1] Porter NH. A physiological study of the pelvic floor in rectal prolapse. Ann R Coll Surg Engl. 1962;31(6):379-404.

[2] Parks AG, Porter NH, Hardcastle J. The syndrome of the descending perineum. Proc R Soc Med. 1966;59(6):477–482.

[3] Hardcastle JD. The descending perineum syndrome. Practitioner. 1969;203(217):612–619.

[4] Chaudhry Z, Tarnay C. Descending perineum syndrome: a review of the presentation, diagnosis, and management. Int Urogynecol J. 2016;27(8):1149–1156.

[5] Timmke AE. Functional anorectal disorders. In: Beck DE, Wexner SD, editors. Fundamentals of anorectal surgery. London: WB Saunders; 1998. p. 90–98.

[6] Read NW, Bannister JJ. Anorectal manometry: techniques in health and anorectal disease. In: Henry MM, Swash M, editors. Coloproctology and pelvic floor. London: Butterworth-Heinemann; 1985. p. 65–87.

[7] Renzi A, Izzo D, Di Sarno G, et al. Cinedefecographic findings in patients with obstructed defecation syndrome. A study in 420 cases. Minerva Chir. 2006;61(6):493–499.

[8] Henry MM, Parks AG, Swash M. The pelvic floor musculature in the descending perineum syndrome. Br J Surg. 1982;69(8):470–472.

[9] Shorvon PJ, McHugh S, Diamant NE, et al. Defecography in normal volunteers: results and implications. Gut. 1989;30(12):1737–1749.

[10] Shorvon PJ, Stevenson GW. Defaecography: setting up a service. Br J Hosp Med. 1989;41(5):460–466.

[11] Oettle GJ, Roe AM, Bartolo DC, Mortensen NJ. What is the best way of measuring perineal descent? A comparison of radiographic and clinical methods. Br J Surg. 1985;72(12):999–1001.

[12] Iacobellis F, Reginelli A, Berritto D, et al. Pelvic floor dysfunctions: how to image patients? Jpn J Radiol. 2020;38(1):47–63.

[13] Iacobellis F, Brillantino A, Renzi A, et al. MR imaging in diagnosis of pelvic floor descent: supine versus sitting position. Gastroenterol Res Pract. 2016;2016:6594152. https://doi. org/10.1155/2016/6594152.

[14] Pucciani F. Descending perineum syndrome: new perspectives. Tech Coloproctol. 2015;19(8):443–448.

[15] Singh K, Jakab M, Reid WM, et al. Three-dimensional magnetic resonance imaging assessment of levator ani morphologic features in different grades of prolapse. Am J Obstet Gynecol. 2003;188(4):910–915.

[16] DeLancey JO. Anatomic aspects of vaginal eversion after hysterectomy. Am J Obstet Gynecol. 1992;166(6 Pt 1):1717–1724; discussion 1724–1728.

[17] DeLancey JO. Structural anatomy of the posterior pelvic compartment as it relates to rectocele. Am J Obstet Gynecol. 1999;180(4):815–823.

[18] Shafik A, Ahmed I, Shafik AA, et al. Surgical anatomy of the perineal muscles and their role in perineal disorders. Anat Sci Int. 2005;80(3):167–171.

[19] Shafik A, Shafik AA, Shafik I, El-Sibai O. Study of the role of the transverse perineal muscles during rectal filling. Int J Colorectal Dis. 2006;21(7):698–704.

[20] Pucciani F. Descending perineum syndrome: pathophysiology of fecal incontinence. Pelviperineology. 2018;37:57–62.

[21] Jones PN, Lubowski DZ, Swash M, Henry MM. Relation between perineal descent and pudendal nerve damage in idiopathic faecal incontinence. Int J Colorectal Dis. 1987;2(2):93–95.

[22] Ho YH, Goh HS. The neurophysiological significance of perineal descent. Int J Colorectal Dis. 1995;10(2):107–111.

[23] Renzi A, Brillantino A, Di Sarno G, et al. Transverse perineal support: a novel surgical treatment for perineal descent in patients with obstructed defecation syndrome. Dis Colon Rectum.

（彭涛　译）

# 第二十三章

# 耻骨直肠肌交叉皮瓣重建广泛的肛门括约肌缺损

**23**

Antonio Longo

## 23.1 导言

非自主的排气、排液或排便显著降低了患者的生活质量。然而，大便失禁的发病率常被高估，部分原因是许多研究将急迫性大便失禁纳入统计。急迫性大便失禁是一种由不同致病因素引起的疾病，如炎症性肠病、直肠炎、直肠脱垂、结肠直肠切除术后和盆腔功能失调。这解释了报道中大便失禁的高发病率，介于总人口的1.4% ～ 19.5%[1]。本章重点讨论由肛门括约肌广泛缺损引起的大便失禁。其主要病因依发生率排序为产科创伤、肛门直肠手术、外伤（表23.1）。鉴于分娩创伤和会阴侧切的高发生率，前外侧括约肌缺损最常见，其次是单侧和后侧缺损。肛门括约肌环变薄的大便失禁的患者通常伴有会阴过度下降，可能导致直肠脱垂和梗阻性排便综合征。因此，区分括约肌缺损引起的大便失禁和溢出性大便失禁是非常有必要的。前括约肌缺陷可能与直肠阴道距离缩短、直肠阴道瘘和直肠阴道裂伤有关。几乎所有旨在改善肛门括约肌功能的手术方法，包括注射膨大剂[2]、SECCA手术[3]、骶神经刺激[4]、磁性肛门括约肌[5]和股薄肌移植替代肛门括约肌成形术，都达到了压缩肛管，增大基础闭合力的效果，而在静止和挤压状态下的闭合力没有改变。各种手术报道的结果差异较大，一些术式在外科医生最初热情消退后不再被广泛使用，特别是股薄肌移植替代肛门括约肌成形术[6-7]和较少使用的SECCA手术。

A. Longo (✉)
Department of General Surgery, Madonna della Fiducia Clinic, Rome, Italy
e-mail: alongo@neomedia.it

© The Author(s) 2023
L. Docimo, L. Brusciano (eds.), Anal Incontinence, Updates in Surgery,
https://doi.org/10.1007/978-3-031-08392-1_23

表 23.1　肛门括约肌和盆腔缺损的类型和原因

| 肛门括约肌缺陷的类型 | 例数 | 原因 | 性别 | |
|---|---|---|---|---|
| | | | 女 | 男 |
| 前外侧缺损 | | | 51 | 1 |
| ·仅肛门括约肌 | 23 | | | |
| ·直肠阴道间隙缩小 | 15 | ·产科创伤 | | |
| ·直肠阴道的裂伤 | 9 | ·直肠肛门瘘 | | |
| ·伴有直肠阴道瘘 | 5 | | | |
| 单侧宽缺损 | 12 | ·瘘管切除术后<br>·肛肠外科手术 | 7 | 5 |
| 后侧宽缺损 | 3 | ·瘘管切除术后<br>·肛肠外科手术 | 1 | 2 |
| 环周缺损 | | | 10 | 5 |
| ·周缘变薄<br>·创伤撕裂 | 15 | ·直肠外脱垂和（或）盆腔器官脱垂<br>·创伤<br>·肛肠外科手术 | | |

## 23.2　耻骨直肠肌交叉皮瓣的解剖基础

　　肛门外括约肌和耻骨直肠肌的神经支配均源自S2 ~ S4神经节。这两块肌肉共享相同的神经分支。在解剖学和功能上，肛门外括约肌与耻骨直肠肌紧密相连[8]。S2 ~ S4神经纤维沿后前方向延伸。因此，在从耻骨上分离耻骨直肠肌皮瓣时，保留其后部完整，可以维持皮瓣的神经支配，从而保持其收缩和松弛功能。

## 23.3　排除标准

　　术前检查包括直肠测压、阴部神经末梢运动潜伏期测定、肛内三维超声、盆腔磁共振成像和X线排便造影检查。

　　耻骨直肠肌交叉皮瓣重建术（Crossingflaps of Puborectalis Muscle，CFPRM）不适用于患有耻骨直肠肌萎缩、失去神经支配、神经功能缺损或代谢异常的患者。会阴过度下垂的患者通常伴有直肠内脱垂和直肠前突，有时还会出现泌尿生殖系统脱垂。在这些病例中，大便失禁通常表现为溢出性大便失禁。在这些时候，我们会首先进行经肛门直肠缝合切除术[9-10]或盆腔器官脱垂悬吊术[11-12]，以矫正或改善会阴过度下垂，并改善多数患者的排便受阻综合征和大便失禁。几个月后，这些患者可以根据需要选择是否接受CFPRM手术。我们的研究已经证明，会阴下垂是由1个或多个盆腔器官脱垂所引起的继发性改变，用适当的技术加以纠正可以有效改善会阴下垂的症状[9-12]，然而，在某些病例中，长期的向下拉伸活动可能引起肌肉和筋膜的持续性营养不良，从而导致会阴下垂迁延不愈。

## 23.4　外科手术操作

对于无法通过端对端或重叠重建方法修复括约肌缺损的患者，CFPRM手术是唯一的选择。

这个手术根据肛门括约肌缺损的位置、程度[13]以及是否伴有其他会阴部改变而有所不同。对于单侧宽大缺损，只需准备1个皮瓣；而对于双侧、前方、后方或环周缺损，则需两个皮瓣（图

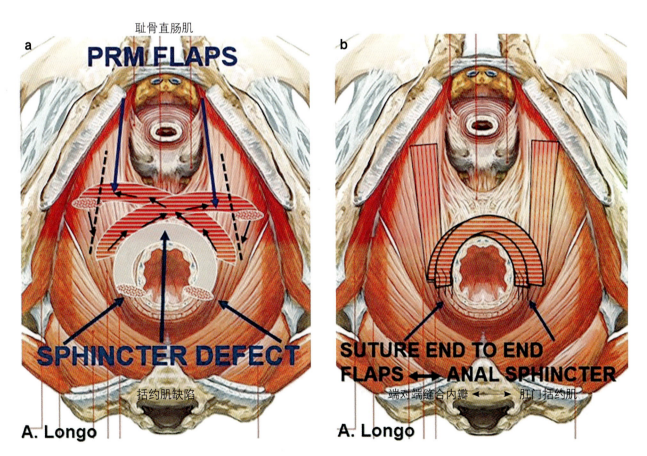

图 23.1　（a）耻骨直肠肌（PRM）切除线与肛门前外侧括约肌的大面积缺损区。（b）耻骨直肠肌交叉瓣与残存肛门括约肌末端端对端缝合

23.1）。皮瓣的末端厚度至少应为1.5cm，其长度应与括约肌缺损的宽度成正比。因此，解剖应从耻骨的不同位置开始，一直延伸到肛管中部。在解剖耻骨直肠肌时，皮瓣的基底应比顶端宽，以保留血液供应和神经支配。

### 23.4.1 肛门外括约肌的大面积缺损

这类缺损通常是肛瘘切除术的并发症。在这种情况下，需在括约肌缺损一侧的肛管皮肤边缘进行切开。通过解剖肛管，分离出残留的肛门括约肌的前端和后端。在对侧肛管上方、会阴缝外侧3cm处，再做1个4~5cm长的纵向切口。切开浅筋膜，尽可能保留或重建横向浅肌。在内侧分离耻骨直肠肌，并解剖皮瓣，测量合适的长度，直至肛管中部。然后，在会阴内侧皮桥上开辟1条皮下隧道，通过该隧道将皮瓣穿过至对侧。皮瓣末端使用Vycril 00线与残余肛门括约肌后端进行缝合。并在确切的止血后缝合会阴浅筋膜和皮肤。

### 23.4.2 前外侧或环状括约肌缺损

在保留直肠阴道会阴部皮肤完整性的情况下，可以根据括约肌缺损的位置，在会阴部外侧2cm处做两个平行的半弧形切口，从阴道下方皮肤延伸至肛门中部或后部（见图23.2）。通过切开会阴

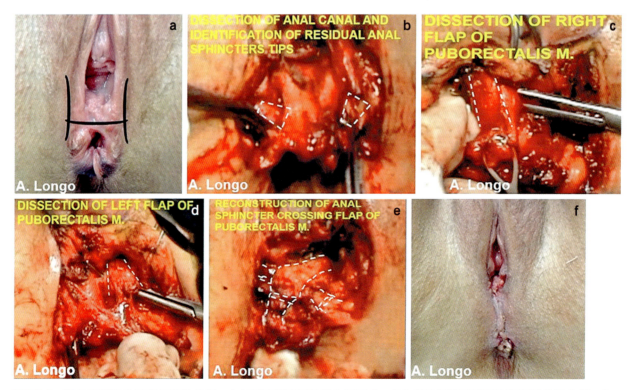

图 23.2　耻骨直肠肌交叉瓣重建的步骤。（a）直肠阴道间隙缩小切开术。（b）解剖肛管和残留的肛门括约肌尖端。（c，d）双侧耻骨直肠肌瓣的解剖。（e）耻骨直肠肌交叉瓣和带括约肌尖端的端 - 端缝合术。（f）会阴的修复

浅筋膜和横浅肌，解剖肛管，分离出残余括约肌的末端。耻骨直肠肌瓣双侧游离，在评估了长度足够达到对侧肛门括约肌尖端后，分离两个皮瓣。插入直径2cm的肛门扩张器至肛管。如前所述，在括约肌尖端交叉缝合皮瓣。最后，行部分下提肌成形术以凸显肛门直肠角。若直肠阴道空间过度缩小，可以行H形切开，并在内侧缝合两个外侧皮瓣，以获得适当的直肠至阴道距离（图23.2）。在环状缺损的情况下，可以将两个皮瓣缝合在肛尾韧带上。

## 23.4.3　与前外侧括约肌缺损有关的直肠阴道瘘

首先进行环形瘘管切除，接着做会阴部H形切口，随后将直肠从阴道周围游离后，使用Vycril 00缝合线缝合两个瘘口。接下来，解剖耻骨直肠肌瓣并分离出残余的肛门括约肌尖端。穿过肌瓣后，将肌瓣与残余括约肌尖端缝合。在这种情况下，建议使用较厚的皮瓣以覆盖瘘管上的缝线。此外，对残留的耻骨直肠肌进行提肛成形术。术后，患者需放置直肠探针4～5d，并接受全肠外营养。术前进行肠道清洗，但对于面积较大的直肠阴道瘘，建议进行结肠造口术。

## 23.4.4　直肠阴道裂伤

直肠阴道裂伤主要源于产科并发症，尤其是在接受会阴侧切术的患者中，其侧切范围延伸至肛门括约肌，并进一步导致肛门括约肌、肛管、阴道入口和阴道后壁的撕裂损伤。直肠阴道裂伤的形成[14]原因主要是缝合的层次太浅，加之术后会阴前部或全层裂伤。其他成因包括肛门前瘘和外伤性裂伤。这类情况通常伴随会阴部慢性炎症，难以通过药物治疗，且对手术方法构成影响。因此，对部分患者首先实施结肠造口术，以消除慢性炎症并改善直肠阴道裂伤的结构。

如图23.3所示，直肠阴道裂伤患者的CFPRM重建步骤包括在裂伤附近皮肤上进行两个半圆形切口。随后剥离直肠阴道鞘膜，并采用连续缝合技术重建直肠壁，同时尽可能包含肌肉组织。接着准备耻骨直肠瓣并解剖残留的肛门括约肌尖端，将皮瓣与之交叉并端对端缝合。对残留的耻骨直肠肌进行部分外翻成形术有助于重建阴道壁。若吻合口过紧，可在阴道侧壁进行两个纵向切开后横向缝合。

会阴体前部的重建至关重要，包括尝试将会阴浅筋膜与会阴浅横肌拼接。两侧切口采用横U形缝合，目的是恢复直肠与阴道之间的正常距离。根据病例的严重程度和复杂性，必要时选择术前进行结肠造口术。在最严重的情况下，结肠造口术可能成为永久性解决方案。术后1～2个月，若无并发症，患者将接受肛门直肠测压和X线排泄造影检查。若患者排便功能良好，则可以考虑恢复肠道连续性。

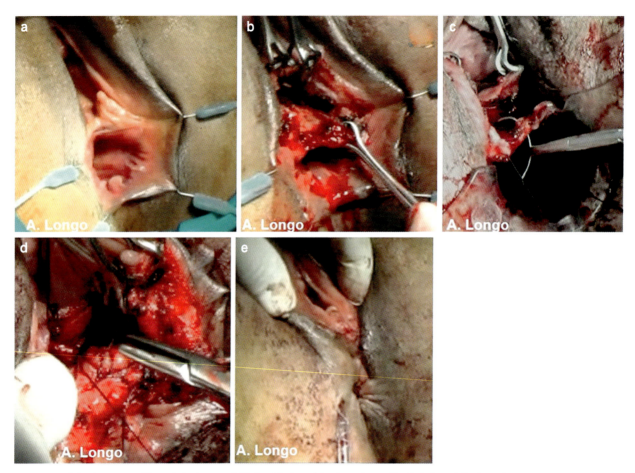

图 23.3 （a）直肠阴道裂伤。（b）直肠阴道粘连剥离术。（c）直肠壁和肛管重建术。（d）交叉皮瓣加部分提肌成形术。（e）阴道壁和会阴重建术

## 23.5 结果

从2014年3月—2021年3月，笔者为82名患者进行了CFPRM手术，其中包括69名女性和13名男性。这些患者的括约肌缺损角度范围为80°～360°。随访期从3个月至3年不等，平均为14个月。随访评估在3个月、1年和3年时进行，包括肛门直肠测压和克利夫兰肛门直肠测压临床大便失禁评分（CCFIS）。括约肌损伤的原因和类型以及相关的骨盆损伤详见表23.1。

术前测压值范围：静息时0～15mmHg（平均6mmHg），挤压时0～25mmHg（平均9mmHg）。术后3个月，静息时测压值增加至45～90mmHg（平均65mmHg），挤压时增加至95～125mmHg（平均107mmHg）。1年和3年后的测压值未见明显变化。术前CCFIS在14～20（平均16.5），而术后3个月，CCFIS下降至0～2（平均1.2）。与测压值相似，术后1年和3年的CCFIS也未见明显变化。仅有5名患者（6%）术后大便失禁未见改善，其中4名为最初的24名患者之一。

## 23.6　结论

在将此技术应用于患者之前，笔者先在9具尸体上进行了实验，包括7具女性和2具男性。最初，对因产科创伤而产生前外侧括约肌大面积缺损的女性患者进行了实验。随后，接收了包括患有直肠阴道瘘和直肠阴道裂伤的其他患者。逐渐认识到，实现完美止血的重要性，因为肌肉断裂容易出血，术后会阴血肿难以引流，可能导致伤口感染和裂开。此外，重建会阴体和会阴浅筋膜在解剖和生理上都极为有益。术前诊断的准确性和排除标准极为关键。笔者建议进行充分的培训及训练后，从最简单的病例开始积累经验。

## 参考文献

[1] Sharma A, Yuan L, Marshall RJ, et al. Systematic review of the prevalence of faecal incontinence: prevalence of faecal incontinence. Br J Surg. 2016;103(12):1589–1597.

[2] Vaizey CJ, Kamm MA. Injectable bulking agents for treating faecal incontinence. Br J Surg. 2005;92(5):521–527.

[3] Efron J. The SECCA procedure: a new therapy for treatment of fecal incontinence. Surg Technol Int. 2004;13:107–110.

[4] Tjandra JJ, Chan MK, Yeh CH, et al. Sacral nerve stimulation is more effective than optimal medical therapy for severe fecal incontinence: a randomized, controlled study. Dis Colon Rectum. 2008;51(5):494–502.

[5] Wong WD, Congliosi SM, Spencer MP, et al. The safety and efficacy of the artificial bowel sphincter for fecal incontinence: results from a multicenter cohort study. Dis Colon Rectum. 2002;45(9):1139–1153.

[6] Pickrell KL, Broadbent TR, Masters FW, et al. Construction of a rectal sphincter and restoration of anal continence by transplanting gracilis muscle: report of four cases in children. Ann Surg. 1952;135(6):853–62.23 Reconstruction of Wide Anal Sphincter Defects by Crossing Flaps of Puborectalis.

[7] Chapman AE, Geerdes B, Hewett P, et al. Systematic review of dynamic graciloplasty in the treatment of faecal incontinence. Br J Surg. 2002;89(2):138–153.

[8] Shafik A. A new concept of the anatomy of the anal sphincter mechanism and the physiology of defecation. The external anal sphincter: a triple-loop system. Investig Urol. 1975;12(5):412–419.

[9] Longo A. Obstructed defecation because of rectal pathologies. Novel surgical treatment: stapled transanal rectal resection (STARR). Annual Cleveland clinic Florida colorectal disease symposium, 2004.

[10] Corman ML, et al. Consensus conference on the stapled transanal rectal resection (STARR) for disordered defaecation. Colorectal Dis. 2006;8:98–101.

[11] Longo A, Crafa F, Boller B, et al. Longo's original technique to correct multiorgan pelvic prolapses. Perspective trial. Preliminary results. In: Proceedings of the 23rd annual international colorectal diseases symposium. 14–22 February 2012, Fort Lauderdale, Florida.

[12] Boccasanta P, Venturi M, Agradi S, et al. A minimally invasive technique for the 1-stage treatment of complex pelvic floor diseases: laparoscopic-pelvic organ prolapse suspension. Female Pelvic Med Reconstr Surg. 2021;27(1):28–33.

[13] Norderval S, Delhi T, Vonen B. Three-dimensional endoanal ultrasonography: intraobserver and interobserver agreement using scoring systems for classification of anal sphincter defects. Ultrasound Obstet Gynecol. 2009;33(3):337–343.

[14] Gehrich AP, McClellan E, Gillern S. Surgical repair of an obstetric cloaca with review of the literature. BMJ Case Rep. 2021;14(1):e234321. https://doi.org/10.1136/bcr-2020-234321.

（周波　译）